D0558045

SECRETOS DE LONGEVIDAD Y REJUVENECIMIENTO

Traducción: Luz Monteagudo
Diseño de portada: Editorial Sirio, S.A.

© de la presente edición

EDITORIAL SIRIO, S.A.
C/ Panaderos, 14
29005-Málaga
España

EDITORIAL SIRIO
Nirvana Libros S.A. de C.V.
3ª Cerrada de Minas, 501
Bodega nº 8 , Col. Arvide
Del.: Alvaro Obregón
México D.F., 01280

ED. SIRIO ARGENTINA
C/ Paracas 59
1275- Capital Federal
Buenos Aires
(Argentina)

www.editorialsirio.com
E-Mail: sirio@editorialsirio.com

I.S.B.N.: 978-84-7808-559-0
Depósito Legal: B-50.588-2007

Impreso en los talleres gráficos de Romanya/Valls
Verdaguer 1, 08786-Capellades (Barcelona)

Printed in Spain

Svetlana Spitzberg

SECRETOS DE LONGEVIDAD
Y
REJUVENECIMIENTO

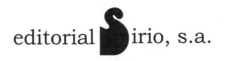

editorial Sirio, s.a.

INTRODUCCIÓN

¿Es posible rejuvenecer? ¿Podemos frenar los síntomas del envejecimiento, revitalizarnos y ganar calidad de vida? ¿Existe la posibilidad de revertir un proceso que a simple vista parece inevitable?

Aunque las estadísticas muestran que vivimos más años que nuestros antepasados, cada vez vivimos peor. Nunca antes habían existido tantas enfermedades cardiovasculares, ni tantos casos de obesidad. Las cifras del cáncer parecen haberse disparado en los últimos sesenta años. Se han añadido años a la vida, pero no vida a los años. Es cierto que las vacunas, la penicilina y algunas innovaciones más recientes dentro del campo de la medicina han incrementado nuestra esperanza de vida. Los científicos han diseñado máquinas para mantener con vida cuerpos incapaces de llevar a cabo sus funciones vitales y da la impresión de que el propósito de la medicina en los últimos años ha sido prolongar o alargar la vida en lugar de centrarse en mantener la salud.

Sabemos que nuestra calidad de vida se está deteriorando a pasos agigantados. Llevamos existencias sedentarias en las que nuestros momentos de ocio —en muchos casos— se limitan a permanecer sentados delante del televisor o del ordenador, pasamos muy poco tiempo al aire libre ejercitando nuestro cuerpo, comemos comida rápida fabricada por empresas multinacionales cuyo único objetivo es obtener un beneficio económico y continuamente estamos expuestos a campos electromagnéticos...

La lista es deprimente e interminable: los pesticidas cancerígenos en los vegetales, los suelos cada vez más empobrecidos, el uso indiscriminado de conservantes y colorantes alimentarios, la contaminación del agua, los aceites hidrogenados presentes en muchos de los alimentos envasados, un ritmo de vida agotador y estresante que deja muy poco espacio al esparcimiento... Descartando la poco probable opción de irnos a vivir a una montaña alejada del mundanal ruido, cercana a un manantial que no contenga metales pesados, donde dispongamos de un suelo rico en minerales en el que podamos cultivar nuestras propias verduras sin pesticidas y criar nuestros animales sin piensos ni hormonas de crecimiento, alejados de aparatos electromagnéticos, teléfonos móviles y fuentes de contaminación... y contando con que no nos muramos antes del aburrimiento, ¿existen alternativas razonables y compatibles con nuestra forma de vida para salirnos de este ciclo de insalubridad?

No existen recetas milagrosas, pero sí pautas y sugerencias de vida saludables que podemos incorporar en nuestra vida con facilidad. Algunas proceden de las más recientes investigaciones científicas y otras de técnicas milenarias como la ayurveda o la medicina tradicional china. Algunas están orientadas a aumentar la vitalidad física y otras a revitalizar el espíritu. Todas ellas tienen en común que puestas en práctica te ayudarán a sentirte mejor en tu cuerpo.

Te recomiendo que las incorpores de forma paulatina en tu rutina diaria y sin presionarte. Lo mejor es que comiences por aquellas que te resulten más atractivas o fáciles de poner en práctica. Según vayas notando los resultados en tu cuerpo, te será más fácil comenzar con aquellas que en un principio te pueden parecer más drásticas o difíciles.

¿Adelante? Pues vamos allá...

SECRETOS DE LONGEVIDAD Y REJUVENECIMIENTO

COMIENZA EL DÍA CON UN AUTOMASAJE CON ACEITE DE SÉSAMO TIBIO

Según la medicina ayurvédica, el *abhyanga* o masaje con aceite de sésamo tibio tiene propiedades rejuvenecedoras, mejora el sistema inmunológico, equilibra el sistema nervioso y estimula la circulación de la sangre y la linfa. Para realizarlo, sólo tienes que calentar al baño maría en un pequeño recipiente la cantidad de aceite que vayas a usar y empezar a masajearte vigorosamente con la palma de la mano comenzando por el cuero cabelludo. Sigue con la cara, cuello, pecho, abdomen, caderas, brazos, piernas y pies. Una vez hayas terminado, si tienes tiempo puedes descansar entre cinco y diez minutos para sentir en tu cuerpo los efectos energizantes del masaje, antes de ir a la ducha. ¡Ésta es una de las mejores formas de empezar el día!

2
AGUA CALIENTE CON LIMÓN

Una taza de agua caliente con medio limón exprimido en ayunas es una excelente forma de revitalizar tu cuerpo por la mañana y de solucionar problemas de estreñimiento sin tener que recurrir al uso de laxantes. Al ser ligeramente diurético, efectúa una pequeña limpieza en tu interior que te ayuda a eliminar las toxinas del día anterior acumuladas en tu organismo. Es importante que le des tiempo para que haga su efecto; por tanto, después de tomarlo espera al menos diez minutos antes de comenzar con el desayuno. Si su sabor te resulta demasiado ácido, puedes añadirle media cucharada de miel.

3

CUIDADO CON LOS MEDICAMENTOS

Muchos de los medicamentos que se recetan diariamente causan adicciones o tienen efectos secundarios indeseables. Todos afectan al estado general de tu cuerpo y no sólo al órgano que te está causando problemas. Si no existe otra alternativa y decides tomarlos, es importante que no te excedas de la dosis recomendada por el médico. En el caso de los antibióticos, no se debe tomar menos de la recomendada, ya que dosis subletales de antibióticos pueden provocar la proliferación de bacterias patógenas resistentes. También hay que tener en cuenta que algunos medicamentos no se pueden dejar de golpe o cuando se quiera y la dosificación debe disminuirse progresivamente.

Un estudio ha revelado que en Estados Unidos cada año mueren 140 000 personas aproximadamente a causa de los efectos secundarios de los medicamentos, y en muchos casos existen alternativas naturales para esos fármacos. En otras ocasiones, cuando se trata de una medicina indicada para aliviar síntomas de enfermedades, pueden ser prescindibles. Quizás en algunas ocasiones prefieras aguantar un dolor de cabeza antes de recurrir a ese analgésico que sabes que te hará sentir aletargado. Otra opción es buscar alternativas naturales que no afecten negativamente al resto de tu cuerpo.

4

LAS EXTRAORDINARIAS CUALIDADES DE LA COENZIMA Q10

La coenzima Q10 es una sustancia natural, cuya principal función es producir energía a nivel celular. Está presente en todas las células de nuestro cuerpo, pero a partir de una cierta edad su producción disminuye. Tomada como suplemento, ha demostrado ser efectiva contra la hipertensión, la angina de pecho y diversos problemas cardiacos. Tiene propiedades antioxidantes y regenerativas, cura las enfermedades de las encías y alivia ciertos síntomas de la diabetes. Aplicada exteriormente ayuda a retrasar los signos de envejecimiento en la piel.

5

LOS RADICALES LIBRES Y LOS ANTIOXIDANTES

Hace unas décadas se descubrieron unas moléculas, caracterizadas por tener un número de electrones impar, algo que las hace muy inestables: los radicales libres. En su intento por equilibrarse roban el electrón que les falta a otra molécula, haciendo que ésta también se vuelva inestable. De esa forma se empieza a generar una reacción en cadena que causa destrozos en las membranas celulares y los tejidos. El deterioro de la piel con el paso de los años y muchos de los signos externos de envejecimiento, como la falta de firmeza, se deben a la acción caótica de los radicales libres. Actualmente se sabe que algunos tipos de cáncer, las cataratas, ciertas enfermedades degenerativas neurológicas, la arteriosclerosis, la artritis y el envejecimiento prematuro son dolencias causadas en gran parte por este tipo de moléculas. Los radicales libres surgen por la simple combustión del oxígeno en las células, pero su producción se acelera en casos de enfermedades y con el uso de ciertos medicamentos. También los captamos a través del medio ambiente a causa de la contaminación.

El cuerpo se protege de la acción de los radicales libres produciendo unas moléculas que tienen la capacidad de desprenderse fácilmente de sus electrones, neutralizando así el efecto de los radicales libres: los antioxidantes. Pero ocurre que en situaciones de enfermedad, estrés o fuerte contaminación ambiental, esta producción no es suficiente, por lo que se recomienda seguir una dieta rica en antioxidantes. El brécol, las espinacas, las acelgas, las zanahorias, la calabaza, los cítricos, los melocotones, las nueces y las avellanas son alimentos muy ricos en ellos.

6

LOS FITOESTRÓGENOS DE LA SOJA

Los granos de soja y todos los productos derivados de ella contienen fitoestrógenos, un estrógeno natural muy recomendado para las mujeres durante la menopausia. Además, la soja ayuda a prevenir el colesterol, baja el nivel de triglicéridos en sangre y es una fuente importante de proteínas vegetales. Asegúrate de que la soja que consumes no es transgénica: todavía no se sabe qué efecto puede tener a largo plazo en nuestra salud y el medio ambiente, y en muchos casos proviene de compañías sin escrúpulos que venden semillas genéticamente modificadas para que no se reproduzcan, obligando al agricultor —en muchos casos del Tercer Mundo— a comprar las simientes cada año.

7

BROTES DE ALFALFA

Ácido fólico, potasio, hierro, fósforo, magnesio, calcio, cobalto, manganeso, ácido pantoténico, vitaminas A, B1, B3, B6, C, D, E, K, proteínas, antioxidantes... Es tan sorprendente la cantidad de nutrientes que contienen los brotes de alfalfa que parecen competir directamente con cualquier complejo multivitamínico que puedas encontrar en una farmacia. Es excelente para la fatiga tras un esfuerzo prolongado, ayuda en caso de enfermedades vasculares y es un buen depurador hepático. Puedes encontrarlos ya listos para consumir en las tiendas de productos naturales, o bien puedes comprar las semillas y dejarlas con un poco de agua en un recipiente para que germinen.

8

LA PIEDRA ELEGIDA POR LOS MÁS LONGEVOS

Un estudio realizado por el doctor Joe H. Slate demostró que la esmeralda es el mineral preferido por las personas mayores de cien años. Muchos de los centenarios entrevistados aseguraron que esta piedra preciosa tiene propiedades rejuvenecedoras. El estudio concluye con la posibilidad de que este mineral emita ciertas frecuencias que interactúan con nuestro sistema energético ralentizando el proceso de envejecimiento.

9

BULGARIA Y LA LECHE FERMENTADA

A principios del siglo pasado un estudio reveló que Bulgaria era el país con mayor porcentaje de centenarios. Tras analizar su alimentación se llegó a la conclusión de que su longevidad estaba relacionada con el consumo diario de yogur. Sin embargo, más recientemente se descubrió que los búlgaros no tomaban yogur, sino leche fermentada sin pasteurizar ni homogeneizar.

Los fermentos lácticos refuerzan las bacterias intestinales encargadas de producir las vitaminas B y K. Los medicamentos y el alcohol destruyen esas bacterias, por lo que se recomienda aumentar la ingesta de leche fermentada o yogur tras consumir antibióticos o alcohol.

10

EVITA LOS ALIMENTOS PREPARADOS

Aunque es cierto que existen empresas de alimentación que ofrecen alimentos preparados de forma sana, con componentes naturales procedentes de cultivos biológicos y sin conservantes, por desgracia éstos son minoría. El interés de la gran mayoría de estas compañías (y en el caso de las multinacionales hablamos de la práctica totalidad) es obtener beneficios económicos y no que te alimentes de forma saludable. Es tan simple como que tu salud no está dentro de sus objetivos. Su propósito es vender y su herramienta son las técnicas de márquetin. Para ello no dudarán en darles un buen aspecto a sus seudoalimentos usando tratamientos químicos cancerígenos o añadiéndoles potenciadores de sabor tóxicos (como el glutamato monosódico) para conseguir que sus productos parezcan más apetitosos. Esto es especialmente grave en el caso de los niños, que son fácilmente influenciables y a quienes se los anima a consumir este tipo de alimentos a través de coloridos anuncios y reclamos. Piensa en lo que realmente te estás comiendo cada vez que consumes alguno de estos alimentos. Además, en muchos casos las materias primas proceden de granjas factoría donde los animales son alimentados a la fuerza sin espacio para poder moverse o de extensos cultivos con suelos empobrecidos plagados de pesticidas.

11

TÉ VERDE, VINO TINTO Y CHOCOLATE NEGRO

¿Qué tienen en común el té verde, el vino tinto y el chocolate negro? Una alta cantidad de flavonoides, una sustancia que ayuda a que las células eliminen los productos perjudiciales del metabolismo, evitando la muerte prematura de la célula. Es decir, ayudan a que tu cuerpo se mantenga más joven durante más tiempo. Pero no hay que excederse...

12

LA DIETA DE LOS GRUPOS SANGUÍNEOS

No todos los cuerpos metabolizan los alimentos de igual forma. Según ciertos estudios realizados en la década de los ochenta, algunos productos beneficiosos para un grupo sanguíneo no son asimilables para otros grupos. Cuando un alimento no es debidamente asimilado por el organismo, tiende a quedarse acumulado en el cuerpo haciéndonos engordar. En cambio, uno bien metabolizado se convierte en energía que ayuda a quemar la grasa sobrante. Este tipo de dieta ajustada al grupo sanguíneo —muy habitual en Japón— ayuda a equilibrar el metabolismo y a que el sistema digestivo procese mejor los nutrientes.

A continuación tienes una tabla orientativa sobre el tipo de alimentos recomendados para cada grupo sanguíneo.

	Sangre tipo 0	Sangre tipo A	Sangre tipo B	Sangre tipo AB
Alimentos que adelgazan	Algas marinas, carnes rojas, brécol, espinacas, col, mariscos, pescados de mar, sal yodada, hígado, té rojo, hierba mate.	Aceite de oliva, soja y sus derivados, verduras, piña, té verde, amaranto.	Vegetales verdes, carne, hígado, huevos, productos lácteos con pocas grasas, infusión de regaliz, kéfir, piña.	Tofu, pescado, leche y derivados, verduras, algas marinas, piña.
Alimentos que engordan	Gluten de trigo, copos de cereales, maíz, coliflor, coles de Bruselas, lentejas, judías, col blanca.	Carne, leche y derivados, habas, pan y otros productos de trigo.	Maíz, lentejas, legumbres en general, cacahuetes, semillas de sésamo, trigo y derivados.	Carnes rojas, judías, alubias, sésamo, maíz, trigo, trigo sarraceno, plátanos.

13

TERAPIA DEL COLOR

Practica la terapia del color para sentirte mejor. Siéntate con los ojos cerrados en un lugar donde estés cómodo e imagina que una luz con el color que quieres emplear te rodea. Respira e imagina que estás inhalando el color. Siente cómo éste afecta y repara las partes de tu cuerpo que quieres sanar. A continuación tienes una pequeña tabla sobre el uso terapéutico de cada color.

Color	Rosa	Turquesa	Naranja	Azul oscuro	Azul celeste
Dolencia	Arrugas, acné y falta de firmeza en el rostro.	Problemas circulatorios, artritis y problemas gástricos.	Ayuda a aliviar el dolor.	Acelera el proceso de curación en los huesos fracturados.	Para el bienestar general y la relajación. Ayuda a mejorar la memoria.

Color	Verde oscuro	Verde pálido	Verde manzana	Violeta	Dorado
Dolencia	Purifica la sangre.	Problemas oculares y de visión.	Para eliminar hábitos nocivos.	Cura las emociones negativas.	Para los trastornos mentales y de crecimiento.

14

JALEA REAL

La jalea real es el alimento principal de la abeja reina. Este alimento hace que las abejas reinas vivan diez veces más que las obreras, además de proporcionarles la cantidad de energía y resistencia necesarias para llevar a cabo la puesta de huevos. Contiene proteínas, aminoácidos, enzimas, vitamina B y nutrientes todavía no descubiertos por la ciencia que estimulan el sistema inmunitario, dan energía, vitalidad, ayudan en caso de inapetencia e insomnio y favorecen la regeneración de la piel, uñas y cabello.

15

LOS PELIGROS DEL AZÚCAR REFINADO

El azúcar blanco industrial deprime el sistema inmunológico, eleva el nivel de triglicéridos, causa oxidación en las células (generando radicales libres), y nos hace sentir cansados y envejecer prematuramente. Además, no contiene ningún nutriente y sólo aporta calorías vacías que nos hacen ganar peso. Sustitúyelo por miel, azúcar moreno biológico o sirope de arce, que no tienen los efectos perniciosos del azúcar refinado, y te aportarán nutrientes y antioxidantes.

16

EL ASPARTAMO

El aspartamo, un edulcorante muy habitual en los refrescos bajos en calorías, está clasificado como excitotoxina y su uso ha sido relacionado con casos de insomnio, cambios de humor, depresión, migrañas y pérdidas de memoria porque obstaculiza la formación de serotonina, el neurotransmisor de la sensación de bienestar. Hay estudios que también relacionan el empleo de este edulcorante con la enfermedad de Alzheimer. Cada vez que consumas un refresco tipo *light*, un caramelo sin azúcar o un postre bajo en calorías, asegúrate de que no contiene aspartamo.

17

Elimina de tu dieta las grasas hidrogenadas

Las grasas hidrogenadas se obtienen saturando artificialmente moléculas de grasas o aceites con hidrógeno. Son altamente tóxicas y están presentes en la mayoría de los productos de repostería envasada que puedes encontrar en un supermercado convencional. A la larga atascan las paredes de las arterias, causan problemas cardiacos, arteriosclerosis, atacan al hígado y a los riñones y son difíciles de eliminar. La mayoría de las margarinas están elaboradas a partir de estas grasas, por lo que es muchísimo más saludable optar por la mantequilla tradicional.

No ingieras ningún producto que contenga grasas hidrogenadas o parcialmente hidrogenadas y elimina de tu cocina cualquier alimento preparado que las contenga. Este sencillo cambio puede por sí solo producir resultados muy beneficiosos.

18

ESTRÉS POSITIVO Y ESTRÉS NEGATIVO

El estrés positivo es una energía que nos impulsa mental y físicamente y que nos rejuvenece. Está presente cuando encontramos nuevas oportunidades de crecimiento, desafíos interesantes o proyectos de vida que nos entusiasmen. Añade emoción a nuestras vidas, nos empuja a ser más constructivos y a resolver los obstáculos de forma eficiente. A nivel físico, una dosis de estrés positivo aviva todas las funciones biológicas, especialmente las del sistema circulatorio.

Por el contrario, el estrés negativo es una energía corrosiva que agota el cuerpo y la mente. Se genera cuando albergamos sentimientos de inferioridad, culpa o desprecio hacia nosotros mismos, en situaciones de desesperación, dependencia física o emocional y ante catástrofes o tragedias. La liberación de hormonas de estrés en el torrente sanguíneo hace que nuestras defensas mentales y físicas caigan en picado. Esto acelera el proceso de envejecimiento y si el estrés persiste durante largo tiempo o es especialmente intenso, puede llegar a ocasionar enfermedades graves.

DAR Y RECIBIR ABRAZOS AYUDA A REDUCIR LOS NIVELES DE COLESTEROL

Recientemente se llevó a cabo un estudio con la intención de analizar la acumulación de la placa en las arterias. Para ello se utilizaron conejos que colocaron en jaulas apiladas desde el suelo hasta el techo y a los que alimentaron con grandes cantidades de colesterol. Semanas después los investigadores se sorprendieron al observar que los conejos de las jaulas inferiores tenían unos niveles de colesterol hasta un 60% inferiores que los de sus compañeros de las más cercanas al techo. El enigma se resolvió cuando se descubrió que la encargada de alimentarlos se pasaba mucho tiempo acariciando los animales de las jaulas inferiores.

20

HAZ EJERCICIO

El movimiento es indispensable para que el cuerpo se sienta bien; nuestro organismo está diseñado para estar en movimiento y cuando no nos movemos durante un tiempo, sentimos que nos atrofiamos. Diversos estudios han demostrado que treinta minutos de ejercicio aeróbico, cinco veces a la semana, son más que suficientes. Si no te gusta la idea de apuntarte a un gimnasio, haz algo que realmente te agrade, como caminar todos los días o bailar. Estamos tan acostumbrados a nuestra forma de vida sedentaria que pequeños cambios como dejar de utilizar el ascensor y subir las escaleras o levantarse del asiento para cambiar de canal en la televisión sin usar el mando a distancia pueden empezar a marcar la diferencia.

21
TELÉFONOS MÓVILES

Un teléfono móvil encendido emite energía electromagnética muy potente. Si estás hablando a través de él, las radiaciones que irradia literalmente calientan tu cabeza. Incluso si no lo estás usando, pero tienes uno encendido cerca, estás absorbiendo esas radiaciones. Un estudio llevado a cabo en una universidad alemana mostró anomalías en un 70% de los electroencefalogramas realizados en personas cercanas a un teléfono móvil. Y lo peor es que estas anomalías tardaban aproximadamente veinticuatro horas en disiparse, y esto sólo ocurría cuando el teléfono se desconectaba o el sujeto se mantenía alejado de él.

Haz un uso responsable de tu teléfono móvil. No duermas con uno en la habitación, utilízalo sólo cuando realmente lo necesites y acostúmbrate a hacer tus llamadas —especialmente de larga duración— desde el teléfono fijo.

Sería interesante que los gobiernos obligaran a las compañías de telefonía móvil a poner en sus teléfonos una nota como las que aparecen en los paquetes de cigarrillos advirtiendo sobre los peligros de su uso.

22

PRACTICA EL CHI KUNG

El chi kung es una técnica milenaria de origen chino que ayuda a armonizar la energía de nuestro cuerpo combinando la concentración y la regulación de la respiración. Este tipo de gimnasia curativa tiene como propósito redirigir el *chi* (o energía vital) por los canales adecuados, fundamentándose en la teoría de los meridianos energéticos. Consta de varios movimientos suaves, lentos y armónicos que pueden ser practicados a cualquier edad. La práctica regular del chi kung ayuda a prevenir las enfermedades, baja la tensión arterial, refuerza el sistema inmunológico y reduce los niveles de estrés. Resulta muy útil como ayuda extra para superar traumas, ya que también libera y desbloquea a nivel energético emociones de temor, rabia o tristeza que hayan quedado almacenadas en el cuerpo.

23

Rejuvenece mientras duermes

Duerme boca arriba acostado sobre la espalda para contrarrestar los efectos de la gravedad acumulados durante el día. Se sabe que la gravedad hace que la cara "vaya cayendo" según va transcurriendo el día y que este efecto aumenta con la edad. Un estudio realizado en Japón demostró que los rostros muestran arrugas más marcadas a última hora de la tarde que durante la mañana y que dormir boca arriba revierte este proceso. Dormir boca abajo genera pliegues y arrugas en la piel que pueden volverse permanentes si la postura se repite noche tras noche.

24

MIEL PARA LAS HERIDAS

La miel no sólo es un excelente alimento; recientemente se han investigado sus propiedades como agente antibacteriano en las heridas superficiales como cortes o quemaduras, y su capacidad para limpiar la herida en profundidad y prevenir que se formen infecciones. El mismo estudio demostró que las quemaduras tratadas con miel tardan entre tres y cuatro días menos en curar que las tratadas con las pomadas tradicionales. Además, también se observó que las cicatrices que quedan de las heridas en las que se ha aplicado miel son menores.

Si quieres probarlo pon un poco de miel en una gasa esterilizada, déjala sobre la herida o quemadura y cambia la gasa cada veinticuatro horas. Es importante que no calientes la miel, ya que este proceso destruye los agentes antibacterianos que contiene.

PRACTICA ALGUNA TÉCNICA DE RELAJACIÓN

Son muchas las diferentes culturas a lo largo de la historia que han desarrollado métodos para pacificar la mente y alcanzar un estado de armonía interna. La práctica regular de cualquier técnica de relajación reduce el número de latidos del corazón, baja la tensión arterial y libera una gran cantidad de óxido nítrico en el torrente sanguíneo que ayuda a dilatar las arterias. Además, las personas acostumbradas a relajarse reaccionan mucho mejor ante situaciones de estrés y tienen menos probabilidades de que éste les afecte negativamente.

La técnica que utilices es lo menos relevante. Lo importante es el efecto que obtengas. A algunas personas les funciona meditar repitiendo un mantra, a otras visualizar playas paradisíacas y a otras ordenar los armarios o hacer calceta. Sabrás que la tuya funciona si al practicarla sientes que estás desconectando de tu rutina diaria y notas un cierto grado de relax y bienestar.

26

Un ejercicio de los monjes taoístas para purificar el hígado

Los adictivos contenidos en ciertos fármacos, alimentos y comidas envasadas obstruyen el hígado, órgano clave para los procesos de desintoxicación del cuerpo. Si el hígado se encuentra sobrecargado, las toxinas se acumulan sin posibilidad de ser expulsadas, de ahí que sea tan importante depurarlo de vez en cuando. Esto puede lograrse con extractos de plantas medicinales, acupuntura, ayuno o ejercicios específicos. A continuación tienes un ejercicio muy antiguo que te ayudará a conseguirlo.

Siéntate con las piernas cruzadas y la columna vertebral bien derecha. Inspira por la nariz, llevando el aire a unos seis centímetros aproximadamente por debajo del ombligo, hasta que notes que el vientre se hincha. Imagina durante unos segundos que ese aire que inhalas es un fuego verde y azul procedente de un trozo de madera quemada. Visualiza cómo asciende por el vientre hacia el hígado para quemar y limpiar todas las impurezas y enfermedades que allí se encuentren. Espira por la boca y deja que el vientre se encoja mientras emites el sonido "hu" en un tono muy bajo y te imaginas las toxinas yéndose con el aliento y el sonido. Repite el proceso siete veces seguidas.

Locus de control interno y longevidad

El locus de control se define como el rasgo de la personalidad que atribuye su conducta a causas internas o externas a él mismo. Una persona con un locus de control interno se siente responsable de su vida y su conducta, y ve sus logros y fracasos como un resultado de sus acciones. Se siente capaz de crecer internamente y mejorar a través del esfuerzo y el desarrollo de sus habilidades. Muchos estudios han demostrado que este tipo de personas tienen mayor facilidad para manejar el estrés y en un alto porcentaje de centenarios se ha observado un elevadísimo grado de locus de control interno.

28

COME PAN INTEGRAL

Con el desarrollo tecnológico del siglo XX y el afán por prolongar la vida de los alimentos, se dejó de incluir en nuestra alimentación el pan hecho con harina de trigo integral y se sustituyó por el fabricado con harinas refinadas. Al refinar la harina, le quitamos al trigo la vitamina E y el selenio, dos nutrientes esenciales para prevenir las enfermedades de corazón. Eso sí, actualmente tenemos un pan que dura mucho tiempo sin enmohecer (pero que tiene un escaso valor nutritivo)... y también más enfermedades cardiacas. ¿Merece la pena?

29

Un zumo de naranja cada día

Es recomendable tomar cada día entre 75 y 90 mg de vitamina C. En el caso de los fumadores o personas que se hallen bajo mucha presión o estrés, la cantidad ha de ser incluso mayor porque la tensión nerviosa y la nicotina hacen que esta vitamina se destruya antes. Es importante tomarla todos los días, ya que se trata de una vitamina que no se acumula en el cuerpo.

Beber un vaso grande de zumo de naranja recién exprimido te aporta la cantidad necesaria de esta vitamina que además ejerce un papel importante como antioxidante. Pero recuerda que para que conserve sus propiedades tiene que ser recién exprimido… ¡y esto no ocurre con los zumos que encuentras en el supermercado!

30

AGUA

El agua es indispensable para mantener un buen estado de salud general. Si el cuerpo no está suficientemente hidratado los radicales libres, las toxinas y los ácidos lácticos y pirúvicos se empiezan a acumular en el cuerpo, obstaculizando el correcto metabolismo y la quema de grasas. Se ha comprobado que el agua destilada tiene una resonancia magnética capaz de atraer las toxinas y expulsarlas del cuerpo. Cuanto más mineralizada esté el agua, menor será su capacidad de atraer los desechos almacenados en el cuerpo, porque es agua que ya está "cargada".

No consumas agua de grifo porque está llena de minerales y compuestos químicos indeseables. Intenta beber al menos dos litros al día. Si al principio notas que retienes agua y ganas peso, no te asustes: eso ocurre porque tu cuerpo "cree" que pronto volverás a tu rutina de beber poco y reacciona acumulándola. Esto desaparecerá en cuanto tu organismo se haya acostumbrado a grandes cantidades de agua y se sienta hidratado. ¡En este caso la retención de líquidos se soluciona simplemente bebiendo más!

AYUNO

El ayuno es la mejor forma de liberar tu cuerpo de toxinas y agentes contaminantes. A través de él la sangre, el hígado y los riñones se purifican y el sistema inmunológico se refuerza. Conforme las toxinas van siendo eliminadas, la vitalidad aumenta porque el cuerpo ya no tiene que luchar contra ellas. En los ayunos prolongados, a partir de las treinta y seis horas notarás una mayor claridad mental y fortaleza emocional. Te recomiendo que comiences con un ayuno de veinticuatro horas en el que sólo bebas agua. Si quieres hacer uno más largo, debes consultarlo con tu médico.

32

LAS PREOCUPACIONES

Cuando estamos preocupados nos sumergimos en una especie de estado de parálisis que nos impide actuar y nos quedamos dándole vueltas a la cabeza hasta agotarnos. A veces las preocupaciones nos impiden dormir, nos quitan el apetito e incluso pueden hacernos enfermar. Nos olvidamos del presente y vivimos en un futuro terrible donde nuestra peor pesadilla está a punto de hacerse realidad. En este caso lo que mejor funciona es enfrentarse de una vez con el monstruo que tanto tememos haciéndonos la siguiente pregunta: ¿qué es lo peor que puede pasar si eso que tanto temo llega a suceder? Imagínate en la peor de las situaciones y pregúntate si eso que temes puede realmente llegar a acaecer. Si respondes honestamente a esta pregunta, en la mayoría de los casos te darás cuenta de que estabas enfrentándote a un monstruo de papel y hasta te puede dar la risa.

Si todavía ves posible que ocurra lo peor, puedes seguir ahondando en la respuesta y empezar a buscar algo bueno que te puede aportar aquello que más temes. Por ejemplo: si lo peor que crees que te puede pasar es perder tu empleo, haz una lista de las cosas buenas que te puede traer esta situación en este momento de tu vida. Busca todo lo "bueno" que tiene lo "malo". Al principio no es fácil porque se trata de expandir la mente, de ver la realidad desde un punto de vista diferente. Quizás te sorprendas pensando que si te quedas sin empleo podrás pasar más tiempo con tu hijo, o tendrás tiempo para finalizar aquel proyecto que habías dejado a la mitad. Cuando termines la lista, aquello que tanto temías te preocupará mucho menos.

33

Remolacha

La remolacha, muy rica en ácido fólico, potasio, hierro, fósforo y calcio, es excelente para la producción de glóbulos rojos, alivia los dolores de cabeza y de muelas, cura el estreñimiento y en casos de obesidad ayuda a perder peso. Tradicionalmente se ha usado para combatir la anemia. Tomada en crudo es un potente anticancerígeno.

34

No tires la vitamina B por el fregadero

El grupo de vitaminas B son solubles en el agua y cuando se cuece un alimento que las contenga, las vitaminas se diluyen en el agua. Cuando nos deshacemos de ésta, estamos deshaciéndonos de los nutrientes esenciales del alimento que vamos a comer. Por ello se recomienda que los productos ricos en vitamina B se cocinen al vapor o que se utilice el agua de cocción para elaborar alguna sopa o salsa.

35
CANAS

Estudios realizados por el doctor Benjamín Sieve, nutricionista de Boston, han demostrado que una deficiencia en ácido para-aminobenzoico, biotina, ácido fólico y pantoténico (todas son vitaminas del grupo B) afectan al color del cabello.

Las canas que aparecen de forma prematura pueden deberse a una deficiencia del complejo de vitaminas B, aunque en muchos casos aparecen por herencia genética. En casos prematuros donde no existan antecedentes familiares, un suplemento de vitamina B y cobre ayuda a restablecer el color original del pelo.

36
Omega 3 y DHA

Se ha demostrado recientemente que el ácido docosahexanoico o DHA, un tipo de omega 3, aumenta los niveles de acetilcolina, un neurotransmisor relacionado con la memoria y los estados de ánimo. El DHA produce el efecto de un antidepresivo, refuerza la memoria y es útil en el tratamiento de la enfermedad de Alzheimer. Por otra parte, los ácidos grasos omega 3 previenen la hipertensión y protegen los vasos sanguíneos.

El DHA y los omega 3 se encuentran en los aceites de ciertos pescados, como el salmón, el bacalao, el lenguado y el mero.

37

Practica los cinco ritos tibetanos de la eterna juventud

Los cinco ritos tibetanos fueron introducidos en Occidente por Peter Kelder tras un viaje a la cordillera del Himalaya, donde observó que los lamas que practicaban estos ejercicios se mantenían extraordinariamente flexibles y en forma. Son unos ejercicios gimnásticos muy sencillos que tienen la peculiaridad de estimular los principales centros energéticos del cuerpo y de ayudar a que el organismo elimine con facilidad todo rastro de sustancias tóxicas. Los que los practican con regularidad reportan cambios físicos notables, como mejoría en la circulación, mayor firmeza en la piel, alivio permanente de los dolores de cuello y espalda, regeneración de tejidos y un mayor nivel de energía y resistencia.

CONSUME SÓLO PRODUCTOS PROCEDENTES DE CULTIVOS ECOLÓGICOS

Las tierras de cultivo extensivo tratadas con fertilizantes químicos producen frutas y verduras con un contenido en nutrientes diez veces menor que las producidas en terrenos de cultivo ecológico. El contenido en magnesio, por ejemplo, es prácticamente nulo en las frutas y verduras procedentes de este tipo de cultivos. El problema es que el cuerpo necesita las vitaminas, el magnesio y el fósforo para poder digerir las proteínas y los carbohidratos, y si no los encuentra en los alimentos que ingerimos, busca estos elementos dentro de él, obteniendo el magnesio y el fósforo en los huesos y en el corazón, y las vitaminas en el hígado, los riñones y los músculos... Este proceso a la larga produce una mayor deficiencia en vitaminas y minerales y conduce a graves enfermedades.

Además, recuerda que muchos de los pesticidas con los que pulverizan frutas y verduras son cancerígenos. La mayor parte de las hortalizas no procedentes de cultivos biológicos que se encuentran en los supermercados han sido recolectadas con semanas de antelación (cuando aún no estaban maduras) y preservadas con nitrógeno para que parezcan frescas. Si puedes, elige siempre productos orgánicos que no hayan sido tratados con fertilizantes ni pesticidas y que no sean transgénicos.

39

NÚTRETE BIEN PARA NO ENGORDAR

Cuando comemos alimentos con escasos nutrientes –procesados, de cultivos extensivos tratados con fertilizantes químicos o comida rápida– tendremos hambre al poco tiempo. El motivo es que el cuerpo no ha obtenido los nutrientes necesarios y nos manda una señal –el hambre– para que lo sigamos alimentando. Si no le aportamos los nutrientes que está pidiendo, no importa cuánta comida basura comamos, al poco tiempo nos volverá a enviar la señal de hambre para que lo alimentemos como es debido. De esta forma se genera un interminable círculo vicioso que conduce a la obesidad. Ésta es la razón por la que por primera vez en la historia de la humanidad, podemos ver casos de obesidad acompañados de síntomas de desnutrición.

La cafeína en pequeñas cantidades estimula el sistema nervioso central y el metabolismo, reduce el cansancio, oxigena el cerebro, mejora la circulación y es ligeramente diurético.

Sin embargo, el café tomado en exceso aumenta el nivel de colesterol, produce estrés, ansiedad y taquicardias, y en personas mayores puede aumentar el riesgo de enfermedades cardiacas. El problema es que la tolerancia a la cafeína disminuye con la edad y además cambia de persona a persona. Es muy importante conocer nuestro límite con la cafeína para evitar situaciones de estrés y de ansiedad innecesarias. Si observas tus reacciones a la cafeína, podrás llegar a saber si esa taza de café que estás a punto de tomar va a estimularte o te hará subir por las paredes.

41

GIMNASIA MENTAL

Está demostrado que las neuronas que no se usan se pierden y que las personas mentalmente activas tienen mayor irrigación en el cerebro y mayor número de conexiones neuronales. Es por esto por lo que aquellos que tienen un trabajo intelectualmente desafiante presentan menos probabilidades de padecer trastornos relacionados con la pérdida de la memoria. Los puzles, crucigramas, acertijos, pasatiempos, ejercicios de visión tridimensional o de secuencias numéricas, o cualquier actividad que te ejercite intelectualmente te ayudarán a mantener tu mente en forma.

42

EL VALOR TERAPÉUTICO DE LA REFLEXOLOGÍA

La reflexología tal y como la conocemos actualmente tiene sus orígenes en diversas técnicas usadas en antiguas civilizaciones como la china, la india y la japonesa. Se basa en la aplicación de presión en puntos reflejos situados en las plantas de los pies —también en las orejas y las manos— que corresponden con terminaciones nerviosas de diferentes zonas del cuerpo. La presión ejercida en esos puntos afecta la parte del cuerpo correspondiente, revitaliza y ayuda a liberar bloqueos. La relajación que produce una sesión de reflexología calma el sistema nervioso y mejora la circulación sanguínea, lo que a su vez aporta más oxígeno a las células y hace que las toxinas sean eliminadas más rápidamente. Es también muy útil para el tratamiento de dolores musculares muy fuertes (como cuando existen contusiones o magulladuras) que impiden al terapeuta tratar la zona directamente.

43

SONIDOS CURATIVOS

Según la medicina ayurvédica, ciertos sonidos poseen propiedades curativas por la forma que tienen de resonar dentro del cuerpo. Para practicarlo, sólo tienes que sentarte de manera cómoda con la espalda recta, inhalar profundamente y emitir el sonido de forma continuada mientras exhalas.

Las vocales son apropiadas para equilibrar el cuerpo a nivel general. ¿Te apetece probar? Toma aire y exhala emitiendo el sonido «aaaaaaaaaaaaaaaaaaaaa» hasta que te quedes sin aire y repite el proceso dos veces más. Después, en silencio, centra la atención en tu cuerpo y percibe cómo hay zonas que parecen vibrar: ésta es la señal de que se está produciendo un reequilibrio interno.

El sonido «hum» es apropiado para estimular los pulmones y la zona nasal; los sonidos «ya-yu-yai» para los dolores de cabeza, migrañas y mandíbulas y «huh» para el ardor de estómago y la indigestión.

LA LECHE HOMOGENEIZADA NO ES LA LECHE

La homogeneización es un proceso que hace girar la leche a unas velocidades tan altas que rompe sus grupos de moléculas. Fue creado con el propósito de que no se estropeara en pocos días y pudiera almacenarse durante largo tiempo. De esta forma el producto dura mucho más porque la nata ya no se separa de la leche, pero los grupos moleculares son tan pequeños que producen heridas en las arterias, donde el colesterol se adhiere fácilmente. Además, también dificultan el proceso digestivo. Este proceso se sigue realizando sin escrúpulos porque el beneficio económico que se obtiene es altísimo: la leche dura más tiempo, puede almacenarse durante meses y ya no se necesita a un lechero para el reparto a diario. Y lo cierto es que a la industria de los lácteos poco le importa los daños que este proceso causa en el organismo, cuando hay un beneficio tan alto de por medio...

45

LEE LAS ETIQUETAS DE LOS ALIMENTOS

Acostúmbrate a leer las etiquetas de los alimentos que venden envasados y rechaza todo lo que lleve colorantes, glutamato monosódico, aspartamo, grasas hidrogenadas, potenciadores de sabor, conservantes, aromatizantes o cualquier elemento que no sepas qué es. Ten presente que sólo quieres comprar alimentos nutritivos y no un arsenal de productos químicos con efectos letales que la industria utiliza para que sus artículos duren más tiempo en sus estanterías o parezcan más atractivos.

PRACTICA EL FENG SHUI

El feng shui parece magia, pero no lo es. La mente inconsciente entiende muy bien el lenguaje de los símbolos y mediante esta técnica le enviamos recordatorios constantes de las áreas
que queremos mejorar en nuestra vida. De esta forma, nuestra
mente consciente permanece mucho más abierta al cambio. Si
en nuestra casa hay una zona para cada ámbito de nuestra vida
(salud, dinero, antepasados, relaciones, carrera profesional, etc.)
y potenciamos a través de recordatorios (fotos, velas, cristales de
cuarzo, monedas o dibujos) el área que estemos centrados en
cambiar, cada vez que pasemos por esa parte de la casa, le estaremos mandando un mensaje muy potente a nuestra mente
inconsciente sobre lo que queremos conseguir en nuestra vida.
No es necesario comprar artilugios especializados para el feng-
shui: una moneda que llame tu atención colocada en un lugar
estratégico de tu escritorio puede ser más efectiva para mejorar
tu economía que las tres moneditas chinas colgadas de un lazo
rojo que venden a precios desorbitados en las tiendas de artículos feng-shui. Lo único que importa es que tú asocies el objeto
con la meta que te estés proponiendo.

47

APAGA LA TELEVISIÓN

Las televisiones cada vez se parecen más a las lavadoras... Lavan el cerebro y lo dejan blanco, blanquísimo para que compres lo que ellos quieren que compres. Hipnotizan a los niños –y no tan niños– con campañas de márquetin para que consuman cualquier porquería que se anuncie en ella. Prometen armonía, familias felices, diversión y *glamour* a cambio de comprar determinada marca de detergente, perfume o galletas. Una televisión encendida contamina a nivel visual con sus imágenes violentas, a nivel auditivo con los sonidos estridentes que tanto llaman la atención al espectador (disparos, coches estrellándose, golpes, puñetazos, etc.) y emite campos de energía electromagnética negativa que en dosis elevadas producen fatiga y aletargamiento.

Está demostrado que ver la televisión de forma regular disminuye la capacidad de concentración porque nos acostumbra a fijar la atención durante periodos cada vez más cortos a causa de los anuncios que tienen que emitir para recaudar dinero. Esta situación se agrava con el uso del mando a distancia. Una persona que ve la televisión entre dos y tres horas diarias se acostumbra a concentrarse durante los veinte minutos que duran los tiempos de emisión sin anuncios y a la larga tendrá dificultades para concentrarse durante más tiempo. En el caso de los niños y adolescentes, les genera muchísimas dificultades para poder mantener una atención continuada delante de un libro o unos apuntes.

48
RODÉATE DE IONES NEGATIVOS

El agua en movimiento, los bosques y las plantas emiten grandes cantidades de iones con carga negativa que tienen un efecto sanador y revitalizante. Por el contrario, los aparatos eléctricos emiten iones con carga positiva, perjudiciales para la salud y que nos hacen sentir fatigados. Se recomienda un consumo prudente de este tipo de aparatos para evitar campos electromagnéticos y emisiones de iones positivos no deseados. Ciertas medidas, como apagar todos los aparatos eléctricos (televisión, radio, aire acondicionado, etc.) que no se estén usando, no dejar las luces de las habitaciones encendidas permanentemente o no cargar el teléfono móvil en la habitación donde se duerme, ayudan a reducir la cantidad de iones positivos en el ambiente. Y recuerda que siempre puedes neutralizar los efectos de este tipo de ambientes, "cargándote" con iones negativos si das un paseo por un bosque, cerca de un río, en la playa, etc.

49

EQUINACEA

Esta planta no sólo está indicada para curar resfriados. En realidad, es también muy útil para cualquier tipo de proceso infeccioso. Hoy se sabe que la equinacea ayuda a reducir las inflamaciones, estimula el sistema inmunológico, promueve la eliminación de microorganismos perjudiciales (ciertos virus, bacterias y hongos), acelera la actividad de los glóbulos blancos, aumenta la generación de anticuerpos y estimula la creación de interferón, una proteína capaz de destruir virus y células cancerosas. Se ha demostrado que es útil para reducir el riesgo de infecciones en caso de enfermedades crónicas del aparato respiratorio.

Importante: asegúrate de que tomas la dosis adecuada y no prolongues un tratamiento con equinacea durante más de dos meses seguidos.

50
Yerba mate

Tomada en infusión tiene propiedades antioxidantes (ayuda a neutralizar los radicales libres), es útil en casos de fatiga física y mental, como adaptógeno (en casos de estrés) y es remineralizante por su alto contenido en potasio, magnesio y manganeso. Por si fuera poco, inhibe el inicio de la oxidación del colesterol, estimula el sistema nervioso central, acelera el metabolismo de azúcares y grasas, y es ligeramente diurética y analgésica en caso de cefaleas.

En caso de hipertensión arterial debe ser tomada con precaución y a causa de sus propiedades estimulantes, el abuso puede producir ansiedad, insomnio y nerviosismo.

51

CONSUME DE VEZ EN CUANDO ALGÚN ALIMENTO PROBIÓTICO

La flora intestinal ejerce una labor determinante en los procesos de digestión y absorción de nutrientes e impide el crecimiento de parásitos intestinales, hongos y bacterias nocivas para el organismo. Si ingerimos demasiada grasa animal o tomamos antibióticos o antiinflamatorios, se produce una variación en el ph intestinal que elimina gran parte de esta flora y nos lleva a absorber y asimilar peor los nutrientes que contienen los alimentos que ingerimos. En esos casos es recomendable tomar algún alimento con probióticos para repoblar la flora intestinal. No hace falta recurrir a productos caros y especiales; todos los yogures contienen bacterias probióticas que pueden desempeñar esta labor de regeneración de la microbiota intestinal.

52

COMIDA AL CURRY

La cúrcuma, el ingrediente que da el color amarillo a la salsa curry, es un potente antioxidante y antiinflamatorio. Su uso está muy extendido en Oriente y quizás por ello los índices de cierto tipo de cánceres, enfermedad de Alzheimer y Parkinson son muy inferiores a los de Occidente. En India es muy común el uso de vendajes con emplastos de cúrcuma para el tratamiento de las contusiones y traumatismos. Además, es un excelente protector hepático, ayuda a bajar los niveles de colesterol y puede ser usado como tónico estomacal.

53

ALIMENTOS COSMÉTICO

La piel necesita agua continuamente y es por eso por lo que la mayoría de los cosméticos están formulados para ayudar a conseguir una piel bien hidratada. Pero ¿sabías que ingerir ciertos alimentos, como el pepino, el melón o las bayas, aportan más agua a tu piel que cualquier crema hidratante? Como dijo Sofía Loren en cierta ocasión cuando le preguntaron qué tipo de cosméticos usaba: "Los productos que de verdad cuidan mi piel yo no me los pongo: me los como". Por otra parte, beber en exceso alcohol, café o refrescos de cola, usar cierto tipo de perfumes y jabones y exponerse al sol durante demasiado tiempo deshidratan la piel.

GLUTATIÓN

El cuerpo en equilibrio es capaz de generar sus propios antioxidantes. El glutatión es el antioxidante endógeno más poderoso que existe porque es capaz de neutralizar por completo a los radicales libres. Los científicos han observado que las personas mayores de sesenta años con altos niveles de glutatión tienen menos problemas de salud y de sobrepeso que aquellas con niveles bajos de este antioxidante.

Espárragos, calabaza, aguacate, tomates, melocotones y sandía son alimentos que ayudan a aumentar los niveles de glutatión en el organismo.

55

LOS NEANDERTALES NO PADECÍAN OSTEOPOROSIS

Ciertos estudios en el campo de la antropología demostraron que los neandertales tenían una densidad ósea mayor que la nuestra. Sin embargo, la estructura y los componentes que formaban sus huesos eran idénticas a los nuestros, con la excepción de que el porcentaje de estroncio en la masa ósea era muy superior. Con el tiempo se supo que el estroncio ayuda a aumentar la densidad ósea y previene la osteoporosis. Puede encontrarse en las moras, frambuesas, arándanos, grosellas, fresas, almendras, anacardos, piñones, semillas de calabaza, pistachos y sésamo.

56

LOS BENEFICIOS DE LAS PLANTAS

Estar rodeado de plantas ayuda a controlar el estrés. En un reciente estudio donde varias personas fueron expuestas a situaciones estresantes, se demostró que aquellas que se hallaban cerca de plantas tenían una subida de presión arterial menor que las que se encoentraban en una habitación sin plantas. También se ha comprobado que los pacientes operados que pueden ver árboles a través de la ventana de su habitación en el hospital se recuperan una media de un día antes que aquellos que sólo ven cemento.

Las plantas de interior, además de aportar armonía y belleza, ayudan a purificar el aire que respiramos porque producen oxígeno y absorben algunas sustancias químicas dañinas, como el formaldehído y el benceno. La hiedra, el ficus, el crisantemo y la azucena son las que tienen mayor capacidad para purificar el aire.

57

SÁLTATE UNA COMIDA DE VEZ EN CUANDO

Un estudio realizado en la facultad de medicina de St. Louis, Estados Unidos, demostró que los ratones de laboratorio alimentados con un 30% menos de comida que la media vivían más tiempo y los tejidos de su corazón se mantenían en mejores condiciones. La investigación indica que las personas que tienden a comer poco presentan menos azúcar en sangre, menos radicales libres y menos inflamación celular.

El exceso de grasa corporal está relacionado con la aparición de ciertos tipos de cáncer y la diabetes. También se ha demostrado que las personas con una edad inferior a setenta y cinco años que se mantienen por debajo de su peso tienen la mitad de posibilidades de padecer una muerte prematura que aquellas que son obesas.

Musicoterapia

Cantar puede estimular el sistema inmunológico. Un estudio realizado por Robert Beck, profesor de la Universidad de California, reveló que los miembros de corales después de cantar mostraban mayores niveles de IgA, un anticuerpo muy eficaz para combatir infecciones.

Escuchar música puede relajar, estimular o elevar el espíritu. La música puede trasmitir emociones muy poderosas. Podemos dejarnos llevar por ciertas canciones y literalmente "cargarnos las pilas". Hay piezas que ayudan a aumentar el nivel de energía, como la *Marcha militar* de Schubert o la obertura de *Sueño de una noche de verano* de Mendelssohn. Para tener más claridad mental a la hora de tomar decisiones, prueba con la música barroca de cuerda: Vivaldi, Albinoni, Torelli... Y para aliviar la depresión y el miedo, los cuartetos de flauta de Haydn o *El mar* de Debussy.

59

Trabaja en algo que realmente te guste

Sé que para algunas personas desempleadas esto les puede sonar a imposible. Sin embargo, aunque lo ideal sería que fuera un trabajo remunerado, no tiene por qué ser así. Lo importante es implicarse en una actividad que amemos y en la que sintamos que estamos aportando algo valioso a los demás. No importa qué actividad, se trata de aquello que realmente nos llena y eso varía de persona a persona: contar cuentos a los niños en los ratos libres, escribir una novela, pintar, hacer malabarismos, colaborar con una ONG o cultivar un huerto ecológico... Si nos tomamos la actividad en serio, en un tiempo podremos plantearnos si queremos dedicarnos profesionalmente a ello y dar el salto. No siempre es fácil, pero hasta ahora no conozco a ninguna persona que a pesar de las dificultades iniciales se haya arrepentido de hacerlo.

60

CUIDADO CON LAS SARTENES ANTIADHERENTES

Estudios realizados en varias universidades de Estados Unidos y Alemania demostraron que cuando las sartenes con antiadherentes de teflón son calentadas a altas temperaturas, emiten hasta quince gases tóxicos con capacidad para matar a un pájaro. A pesar de no existir demasiados estudios sobre los efectos a largo plazo de este material, se cree que el calentamiento excesivo del teflón y otros materiales antiadherentes pueden provocar fiebres, dificultades respiratorias y dolor de garganta.

61

¡LEE!

No estoy aclamando al maestro de las artes marciales, sino a eso que se hace con los libros. Las personas que leen novelas asiduamente son más creativas porque a través de la lectura desarrollan la imaginación y la concentración. Leyendo creamos escenas, lugares, paisajes con nuestra imaginación (esto no sucede con la televisión ni con el cine) y desde nuestra perspectiva de lector nos enfrentamos a los mismos problemas que afrontan los personajes de los relatos. A través de ellos, profundizamos en nosotros mismos y conocemos de primera mano otras formas de vida y de pensamiento. Los libros nos plantean nuevos interrogantes, nos abren caminos y nos enseñan a vivir. En realidad la lectura es una de las terapias vibratorias más poderosas que existen. Hay novelas para cada estado de ánimo y capaces de curar emociones negativas. Mi ejemplo favorito es *Robinson Crusoe*: una persona que lo haya perdido todo no se quedará indiferente tras la lectura de esta novela que nos enseña que siempre es posible comenzar desde cero.

62
MAGNESIO

El magnesio, junto con el calcio y la vitamina D, es esencial para mantener los huesos fuertes y en buen estado. También neutraliza los radicales libres, ayuda a mantener las articulaciones flexibles, estabiliza la presión arterial y protege contra las enfermedades del corazón. Recientemente se ha descubierto que tomado con asiduidad resulta muy efectivo en caso de migrañas y dolores de cabeza recurrentes.

En la actualidad, si no se sigue una dieta con muy alto contenido en frutas y verduras, se hace necesario tomar un suplemento de magnesio porque los suelos aportan cada vez menos cantidad de este oligoelemento a sus productos.

63

Dibuja mandalas

El mandala es originario de la India, pero se encuentran dibujos similares en culturas de todo el mundo (indios navajos, aztecas, aborígenes australianos, celtas, Al-Andalus, etc.). Desde siglos, dibujar mandalas se utiliza como vehículo para meditar y concentrarse. Es una forma de arte-terapia que nos conecta con nuestro interior, nos reequilibra, desarrolla la intuición y nos permite recuperar la calma. Fueron introducidos en Occidente por Carl Gustav Jung, quien afirmó que en ellos se encuentran representados tanto lo consciente como lo inconsciente.

No es necesario saber dibujar para crear mandalas. Puedes elegir dibujos ya hechos y colorearlos según tu estado de ánimo.

64

PON UNA MASCOTA EN TU VIDA

Tener una mascota aumenta las posibilidades de sobrevivir a un infarto. Muchos estudios han demostrado que los dueños de mascotas tienen menos propensión a sufrir depresiones, en general visitan menos al médico y presentan menos problemas de hipertensión. Lo realmente extraordinario de estas investigaciones fue descubrir que en situaciones altamente estresantes, la subida de la tensión arterial en los dueños de mascotas era menos de la mitad que la registrada en aquellas personas que no tenían animales de compañía.

Otros estudios han demostrado que acariciar a una mascota con la que se ha convivido durante un tiempo y con la que se tiene una buena relación disminuye los dolores intensos cuando los analgésicos no funcionan.

65

Hipnoterapia

La hipnosis no es más que un estado alterado de conciencia en el que las sugestiones para cambiar y sanar se absorben más fácilmente. Acelera la curación de las heridas graves y ayuda a que las heridas cicatricen antes. En caso de operaciones, los pacientes que son sometidos a hipnosis se recuperan antes. Un estudio en la Harvard Medical School demostró que los huesos de los pacientes con fracturas graves que eran sometidos a terapia de hipnosis a las seis semanas del accidente mostraban el grado de curación que se tendría al transcurrir ocho semanas y media.

66

GOTU KOLA

Para la medicina ayurvédica, esta hierba es famosa por sus propiedades rejuvenecedoras y por aportar longevidad. Se dice que revitaliza los nervios, que favorece las conexiones neuronales y que ayuda a aumentar la capacidad de concentración, de atención y la memoria. Purifica la sangre, por lo que se administra en caso de soriasis, y refuerza el sistema inmunológico. En la India también se usa para mejorar las habilidades de aprendizaje en niños con deficiencias mentales.

67

UN BAÑO PARA EL ESTRÉS

Tomar un baño caliente es una de las formas más rápidas y efectivas para desconectar de una jornada de estrés. Dentro de la bañera con el agua caliente la musculatura se afloja y se produce un estado general de relajación. Puedes acompañar el baño con música relajante, algo de aromaterapia y velas, si tienes tiempo y te apetece relajarte más profundamente. Lo importante es que nadie te moleste; por tanto, apaga los teléfonos y recuerda que en ese momento estás intentando desconectar del "mundanal ruido". Tengo una amiga que acaba de abrir su propia empresa y cuando tiene una jornada de trabajo estresante y necesita desconectar, suele decir: "Me voy a Jamaica". Todos los que la conocemos sabemos que cuando dice esas palabras, deja todo lo que tiene entre manos, pone música relajante, llena la bañera con agua caliente y sales de baño, se sumerge en ella y no sale hasta que siente que se ha relajado. La bañera, en sus propias palabras, es su Jamaica particular, su manera de tomarse unas microvacaciones en mitad de un largo día de trabajo.

68

JENGIBRE

No hay nada más efectivo que el jengibre para prevenir las náuseas y mareos por desplazamientos en coche o en barco. Tomado en infusión alivia el malestar de estómago y favorece las digestiones. Tiene propiedades antiinflamatorias, por lo que resulta útil en emplastos para el tratamiento de dolores en las articulaciones. Además, en caso de congestión ayuda a que las mucosidades se disuelvan y disminuye los niveles de colesterol.

69

Los peligrosos antitranspirantes

Gran parte de las toxinas son eliminadas por la piel a través del sudor y el uso de antitranspirantes impide que el cuerpo haga esta función. El resultado es que nos quedamos con las toxinas dentro del organismo y tardamos más tiempo en eliminarlas. Por si esto fuera poco, el ingrediente activo de la mayoría de los antitranspirantes, el clorhidrato de aluminio, penetra en los ganglios linfáticos situados cerca de las axilas y viaja por el sistema linfático hasta los pechos. Por este motivo se ha asociado durante mucho tiempo el uso de antitranspirantes con el cáncer de mama.

Por otra parte, aunque no hay estudios determinantes que relacionen definitivamente la acumulación de aluminio en el cuerpo y la enfermedad de Alzheimer, todo parece indicar que sí es así, y como medida preventiva sería adecuado abstenerse de usar desodorantes y cosméticos susceptibles de ser absorbidos a través de la piel y que contengan este metal.

70

VITAMINA E

Si quieres atrasar los signos del envejecimiento, esta es tu vitamina. Refuerza el sistema inmunológico, regula el nivel de azúcar en sangre, protege las articulaciones, combate la artritis, disminuye el colesterol, ayuda a desbloquear las arterias, protege contra el cáncer, previene de ataques al corazón ... todo esto gracias a su poder antioxidante. Al igual que el resto de los antioxidantes, la vitamina E, destruye los radicales libres, pero según se ha descubierto recientemente, la gran ventaja de esta vitamina es su capacidad de terminar con los radicales libres que afectan al colesterol, lo que ayuda a mantener limpias las arterias. Se ha demostrado mediante algunos estudios que individuos con una dieta alta en grasas que tomaban diariamente suplementos de vitamina E, mostraban las arterias más limpias que aquellos que llevaban la misma dieta, pero no tomaban esta vitamina.

Se encuentra en el germen de trigo, nueces, almendras, avellanas, espárragos, aceitunas, espinacas y semillas de girasol.

71

EMPASTES DE AMALGAMA

En algunos países ya se ha prohibido el uso de empastes de amalgama a causa de su alto contenido en mercurio. Ya en 1926 el director del Instituto Max-Planck de Berlín demostró con varios estudios que el mercurio sale de los empastes de amalgama y puede ser almacenado en el cuerpo, produciendo fatiga, irritabilidad, depresión, inflamación bucal, inapetencia, diarrea y catarros crónicos. Para hacernos una idea general, siete empastes de amalgama contienen dos gramos de mercurio en estado puro, una dosis más que letal si se inyectara directamente. Si tenemos uno de estos empastes, cada vez que tomamos alimentos muy calientes, se produce vapor de mercurio que pasa a nuestros pulmones y de ahí a la sangre. Algo similar ocurre cuando masticamos de forma continuada (como cuando tomamos chicle).

Si tienes empastes de amalgama y sospechas que puedes sufrir intoxicación por mercurio, puedes hacerte una prueba para determinar la presencia de este metal en la orina. Si es así, puedes cambiar tus empastes de amalgama por otros de composite.

72

COSMÉTICOS VENENOSOS

La piel absorbe gran parte de lo que ponemos en ella. Nadie en su sano juicio comería clorhidrato de aluminio; sin embargo, cuando ponemos sobre nuestra piel un cosmético con este ingrediente, es como si lo estuviéramos comiendo. ¡Y son muchos los que lo contienen! Se han contabilizado más de 125 sustancias cancerígenas en los cosméticos y productos de higiene personal. Lee los ingredientes contenidos en un maquillaje, crema hidratante, champú o desodorante y pregúntate si quieres que todos esos productos químicos entren en tu cuerpo, porque eso es realmente lo que ocurre cuando los usamos. Por suerte, existen cada vez más alternativas sanas dentro del campo de la cosmética con artículos elaborados con ingredientes naturales que además nos garantizan que no prueban sus productos con animales. Pero cuidado, no te fíes si en el envase figura con grandes letras algo así como "elaborado con ingredientes naturales": lee siempre las etiquetas y asegúrate de que los ingredientes son realmente naturales. Existen algunos desaprensivos que por razones de márquetin usan este tipo de frases para atraer a los consumidores.

73

DUERME OCHO HORAS

Un sueño reparador es esencial para conservar la salud física y emocional. Además, dormir ocho horas es vital para eliminar los rastros de fatiga de la piel y tener un buen aspecto. Aunque existen casos de personas que necesitan menos horas de sueño, son una minoría. Con la edad, la glándula pineal produce menos melatonina y eso puede ocasionar dificultades a la hora de conciliar el sueño. También a veces, durante periodos de estrés, no conseguimos descansar durante las horas de sueño y nos levantamos fatigados al día siguiente. En este caso, la infusión de manzanilla es un sedante muy efectivo y tomada regularmente antes de acostarse puede ser de gran ayuda.

En casos de insomnio crónico, el problema debe ser atajado cuanto antes. Aunque la industria farmacéutica ha creado infinidad de sedantes, a la larga pueden generar adicciones y dejar de ser efectivos; sin embargo, la naturaleza ofrece sedantes naturales, como la valeriana y la pasiflora, que no tienen efectos secundarios y dan muy buenos resultados en el tratamiento del insomnio crónico. La valeriana debe ser administrada con la supervisión de un médico o farmacéutico y no debe tomarse nunca con alcohol.

74
FRUTOS SECOS

La mayoría de los frutos secos contienen ácidos grasos esenciales, antioxidantes, oligoelementos y pequeñas cantidades de proteína. Las nueces son ricas en omega 3 y las almendras ayudan a reducir los niveles de colesterol. Aunque las personas con problemas de sobrepeso tienden a evitarlos por su alto contenido calórico, en realidad resultan de gran ayuda en las dietas porque estabilizan los niveles de azúcar en sangre haciendo que se calme el apetito y disminuya la ansiedad de tomar carbohidratos o azúcar.

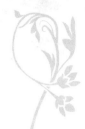

75

TÓMATE UN BUEN DESAYUNO

Un buen desayuno nos aporta energía para toda la jornada y además tenemos la seguridad de que en el transcurso del día vamos a quemar las calorías ingeridas en él, algo que no ocurre con una cena copiosa. Muchos estudios muestran que las personas que hacen desayunos completos están más sanas, más delgadas y viven más tiempo. Algunos (sobre todo aquellos muy madrugadores) prefieren tomar tan sólo algo de fruta a primera hora y hacer un segundo desayuno más abundante a media mañana; por lo que parece, el efecto es igualmente beneficioso.

Limita el consumo de sal

La sal no aporta nada positivo a nuestro organismo; por el contrario, el sodio contenido en ella, acumula exceso de agua en nuestro cuerpo, puede invadir las células y crear deficiencias de potasio causantes de alteraciones en la conducción de los impulsos nerviosos, generando ansiedad y depresión. Además, ya desde hace tiempo el exceso de sodio está relacionado con la hipertensión y las enfermedades del corazón.

77

Ajo

Esta raíz es muy útil para ayudar a reducir los niveles de colesterol y triglicéridos, y para prevenir la arteriosclerosis.

La L-alilcisteína presente en el ajo contiene un compuesto que, según investigaciones recientes, parece ser un potente anti-cancerígeno especialmente eficaz para prevenir el cáncer de colon. Otro de sus componentes, el dialildisulfito, es un eficaz agente antibacteriano.

78

DHEA

La deshidroepiandrosterona (DHEA) es una hormona producida por las glándulas suprarrenales. Las enfermedades del corazón, la falta de vitalidad sexual, ciertos tipos de disfunciones inmunitarias y el envejecimiento prematuro suelen ir acompañados de niveles bajos de esta hormona. Lo cierto es que según avanzamos en edad, el cuerpo la produce cada vez en menor cantidad. En algunos casos los médicos recetan esta hormona, pero también está presente —aunque en menor cantidad— en las patatas dulces y en los boniatos.

79

DISFRUTA DE LOS BALNEARIOS

Irse a un balneario durante un fin de semana es una manera muy agradable de hacerse una "puesta a punto". Hay balnearios que por los minerales contenidos en sus aguas son especialmente indicados para el tratamiento de la artritis, obesidad o enfermedades de la piel, pues estos minerales son absorbidos por la piel y contribuyen a aliviar los dolores musculares, reforzar el sistema inmunológico o eliminar toxinas.

Para aquellos que no necesitan un tratamiento específico, una visita a un balneario ofrece la oportunidad de contactar con el propio cuerpo, y siempre nos ayuda a sentirnos más sanos y relajados.

80
POTASIO

Este oligoelemento actúa como un diurético natural, equilibrando el agua que se acumula en el cuerpo cuando nos excedemos con la sal. Cuando existe un déficit de potasio, los pies y los tobillos tienden a hincharse. Además de proteger de la hipertensión, ayuda a prevenir el infarto y garantiza el aporte de oxígeno y nutrientes a las células.

Las verduras verdes, las calabazas, las zanahorias, los aguacates, los plátanos y los albaricoques aportan un alto contenido en potasio. El exceso de sal, por el contrario, contribuye a eliminarlo.

81

CUIDA TU SISTEMA LINFÁTICO

El sistema linfático, junto con el sistema venoso, equilibra el aporte de nutrientes que llega a los tejidos del cuerpo. Además, produce anticuerpos y destruye las bacterias nocivas para el organismo y las células cancerosas. Un sistema linfático sobrecargado puede ser estimulado con ejercicio ligero, bebiendo grandes cantidades de agua o a través de un drenaje linfático: un tipo de masaje muy suave que trabaja sobre los ganglios y canales linfáticos.

82

Lo bueno del selenio

Este mineral tiene propiedades antioxidantes y es necesario para que el cuerpo produzca glutatión, un antioxidante endógeno. El selenio está indicado para aliviar la depresión y la ansiedad; además, ayuda a que la piel se mantenga elástica y a prevenir ciertos tipos de cáncer. Las nueces de Brasil son muy ricas en selenio y dos al día son suficientes para garantizar el aporte necesario de este mineral. También se encuentra en todo tipo de semillas, granos y frutos secos.

83

AROMATERAPIA

Desde hace siglos es conocido el valor terapéutico de los aromas que desprenden los aceites de las plantas al ser calentados. Dependiendo de la planta, la aromaterapia es efectiva para aliviar el estrés (lavanda, clavo, vetiver), la fatiga (mandarina, limón, eucalipto), inducir al sueño (lavanda), calmar los dolores musculares (sándalo, canela, menta) y también es útil en caso de depresión ligera (jengibre, naranja, albahaca, geranio). Los aceites esenciales de las plantas deben ser calentados en un recipiente adecuado y nunca han de aplicarse directamente sobre la piel. También pueden añadirse unas gotas al agua caliente de la bañera, para disfrutar de un baño relajante.

84

ZUMOS MEDICINALES

Beber zumos frescos recién hechos (en ningún caso los envasados) es una forma muy agradable de obtener energía concentrada por la gran cantidad de vitaminas, enzimas vivas, oligoelementos y minerales que aportan. Podemos elaborar zumos prácticamente para cada dolencia o estado de ánimo. A continuación tienes algunas sugerencias:

- Zumo de manzana: aporta multitud de fitonutrientes, es saciante y disminuye el riesgo de ataque al corazón.
- Zumo de melón: refrescante y estimulante por su alto contenido vitamínico. Si se trata de melón del tipo cantalupo, aporta también zinc y potasio.
- Zumo de sandía: indicado para las dietas de desintoxicación. Rico en antioxidantes y agentes anticancerígenos.
- Zumo de kiwi: aporta grandes cantidades de vitamina C y E y es muy rico en antioxidantes. Útil en caso de enfermedad cardiaca.
- Zumo de piña: rico en manganeso. Refuerza los huesos, tiene propiedades antiinflamatorias y es excelente para prevenir los dolores artríticos.
- Zumo de zanahoria: contiene un alto contenido en betacarotenos y vitamina A. Refuerza el sistema inmunitario.
- Zumo de pepino: adecuado para las dietas de desintoxicación, ayuda a eliminar toxinas de forma rápida. Diurético.

85

FLUORESCENTES

Las luces fluorescentes pueden causar dolores de cabeza, fatiga e incluso estrés y ansiedad. Algunas personas son más sensibles a este tipo de luz artificial tan común en supermercados y grandes superficies, y se sienten especialmente cansadas y bajas de energía después de estar en un lugar con este tipo de iluminación. A la larga deprime el sistema inmunológico y se han registrado casos de fobia a lugares iluminados con fluorescentes. Son especialmente perniciosos si están en el lugar de trabajo, porque contribuyen a aumentar el nivel de estrés, desfaveciendo la concentración y el rendimiento.

Existen masajes indicados para aliviar los dolores musculares, reforzar el sistema inmunológico, mejorar la circulación, calmar la ansiedad o ayudar a desintoxicar el cuerpo. Según la intensidad, los movimientos y el tipo de aceite empleado, puede revitalizar o relajar. Sin embargo, lo más terapéutico del masaje es el tiempo que nos dedicamos para estar en contacto con nuestro cuerpo y cuidarlo. Para las personas con problemas a la hora de aceptar el estado de su cuerpo, recibir un masaje semanalmente es como una especie de terapia psicológica porque a través del toque terapéutico van aprendiendo a aceptarse y a sentirse cada vez mejor en su propia piel. No sólo existen masajes para los músculos, hay técnicas como la terapia sacrocraneal que trabajan en los tejidos adiposos y fascias, y son muy eficaces para tratar problemas y dolores emocionales.

87

ZINC

El zinc está presente en todo el cuerpo, aunque mayoritariamente en los huesos, ya que se encarga de mantener la densidad ósea, y es esencial para metabolizar carbohidratos y vitaminas. La mitad de la población tiene los niveles de este metal por debajo de lo que sería conveniente y esta deficiencia se traduce en pérdida de agudeza visual y de cabello, así como en cicatrizaciones lentas. Tomar alimentos con alto contenido en zinc o suplementos de zinc ayuda a revitalizar la glándula timo, lo que garantiza una buen funcionamiento inmunológico. Los suplementos de zinc también son útiles para el tratamiento del resfriado, tos, congestión nasal y dolor de garganta.

Se encuentra presente en grandes cantidades en las ostras, pero también puede obtenerse en otros mariscos, las nueces y las semillas de calabaza.

88
Suplementos vitamínicos asimilables

Las vitaminas que mejor asimilamos son las presentes en los alimentos. Sin embargo, en ciertas ocasiones puede ser necesario aumentar su ingesta con algún suplemento. Si decides tomar vitaminas extra en pastillas, elige aquellas que el cuerpo pueda asimilar, como las cápsulas de concentrados de frutas deshidratadas (goji, acerola, arándanos) que además de las vitaminas te aportan las enzimas de la planta necesarias para asimilarlas. Evita siempre las que son producidas químicamente en laboratorios.

89

LA MEDITACIÓN

Cuando meditamos observamos cómo nuestros pensamientos pasan por la mente y con la práctica dejamos de identificarnos con ellos. Vemos los pensamientos como si fueran gotas de lluvia o copos de nieve, es decir, algo ajeno a nosotros. Esa desidentificación con nuestro proceso mental nos permite salir del círculo vicioso de pensamientos, emociones y reacciones al que nos vemos sometidos durante casi todo el tiempo, lo que en términos de salud se traduce en menos estrés. Dejamos de actuar automáticamente ante ciertos pensamientos que antes nos causaban dolor o sufrimiento. A través de la meditación, se descubre que uno no es la mente pensante y se pasa a ser el observador de esa mente. Esto conduce al despertar de una conciencia ampliada en la que los pensamientos ya no son vistos como dogmas o realidades incuestionables. Entonces podemos preguntarnos por qué están ahí y si nos merece la pena seguir creyendo en ellos o no. No importa la técnica de meditación que emplees: siempre que observes tus pensamientos y no te los creas, ni reacciones a ellos, estarás meditando. Esto puedes hacerlo mientras caminas, sentado en tu sillón favorito o en la postura de la flor de loto.

90
ALOE VERA

Esta planta lleva usándose desde hace siglos para el tratamiento de quemaduras, heridas y pequeños cortes. Algunos estudios más recientes han demostrado que además es un eficaz depurador y tonificante, y que también podemos beneficiarnos de sus propiedades cicatrizantes para el tratamiento de úlceras y ciertos problemas gastrointestinales si bebemos su zumo. Por su alto contenido en vitaminas (B1, B2, B3, B6, E y C), minerales (cobre, magnesio, hierro y calcio) y aminoácidos, está indicado para las dietas depurativas y de desintoxicación. El aloe también es eficaz para eliminar las manchas en la piel que se producen por la edad. Para ello aplica el jugo sobre la mancha durante un mes aproximadamente hasta que desaparezca.

Puedes cultivar el aloe en tu casa dentro de una maceta y si sufres una herida o quemadura sólo tienes que cortar una hoja y aplicar el líquido frotándolo suavemente sobre la piel.

91
LUZ SOLAR

Nuestro cuerpo necesita la luz del sol para sintetizar ciertas vitaminas y llenarse de energía. Si pasamos mucho tiempo sin que nos dé el sol es más que probable que terminemos debilitándonos y deprimiéndonos. De hecho, tomar el sol moderadamente es una terapia que mejora el estado de ánimo y refuerza el sistema inmunológico. Cuando hablo de tomar el sol, no me refiero a tumbarse en la arena de la playa con 40° a la sombra durante los meses de verano para ponerse como un cangrejo –en ese caso sería peor el remedio que la enfermedad–, sino a permitir que nos dé la luz del sol moderadamente mientras paseamos o realizamos cualquier actividad al aire libre y sí, también tumbarnos en la arena a primera hora de la mañana o a última de la tarde cuando los rayos son más débiles y agradables.

SCHIZANDRA CHINESIS

Esta planta es el «curalotodo» de la medicina tradicional china, pero su fama en Occidente se la debe a sus propiedades para proteger y regenerar el hígado. También ayuda a reducir el impacto del estrés porque aumenta la resistencia del cuerpo cuando nos vemos sometidos a circunstancias adversas o debilitantes como insomnio, dolores de cabeza, crisis emocionales o exceso de trabajo. Estudios más recientes han demostrado que ayuda a aumentar el rendimiento académico y la memoria, agudiza los reflejos y la visión y es útil en casos de depresión leve.

93

ACEITE DE OLIVA

Se han realizado muchos estudios que demuestran que el aceite de oliva ayuda a prevenir las enfermedades cardiovasculares, reduce el riesgo de ataques al corazón, disminuye los niveles de colesterol y triglicéridos, así como el riesgo de contraer cáncer de próstata y de mama, evita el crecimiento de tumores, disminuye la presión sanguínea, ayuda a que los nutrientes de los alimentos se absorban mejor y mantiene la piel hidratada. El ácido oleico que contiene ayuda a que las membranas celulares se mantengan fluidas y es un potente antiinflamatorio gracias a los otros ácidos grasos esenciales que lo acompañan. Además, uno de los ingredientes del aceite de oliva, el hidroxitirosol, es un importante antioxidante con capacidad para retrasar el proceso de envejecimiento de la piel, cabello y uñas. Para poder beneficiarnos de los antioxidantes, el aceite debe ser extraído mediante presión en frío sin aplicar productos químicos ni calor.

EVITA COMER PESCADO PROCEDENTE DE PISCIFACTORÍAS

La mayoría de los pescados procedentes de piscifactorías han sido alimentados con piensos de soja transgénica. Al vivir apiñados en espacios reducidos en condiciones poco higiénicas, son muy propensos a enfermar, por lo que se les tiene que administrar antibióticos y medicamentos con la comida para prevenir enfermedades; en algunos casos también se les inyecta pigmentos para que presenten un color saludable. Todo esto los puede hacer muy tóxicos. Además, se sabe que se están realizando experimentaciones en el campo de la manipulación genética con algunas especies, para acelerar su crecimiento y engorde.

95
OPC

Éste es el nombre de un antioxidante muy indicado para el cuidado de la piel que se encuentra en las semillas de las uvas. Protege al colágeno y a los vasos sanguíneos de los radicales libres y ayuda a mantener la salud de las venas y arterias combatiendo las enzimas que atacan y destruyen el colágeno y la elastina, por lo que resulta muy útil para el tratamiento de varices, problemas cardiovasculares y siempre que se quiera reforzar los tejidos de los vasos sanguíneos.

DOMINA TU ESTADO EMOCIONAL
CON LOS CONDUCTOS NASALES

Suena raro, ¿verdad? Sin embargo, hay una técnica ayurvédica de más de dos mil años de antigüedad basada en el dominio de los conductos nasales con la que podemos serenarnos o estar más activos a voluntad. Esto ocurre porque los conductos nasales tienen poder para activar los hemisferios cerebrales. El conducto nasal derecho activa el hemisferio izquierdo, encargado del pensamiento lógico. Respirar por él nos induce a la acción y prepara al cuerpo para las tareas que exigen más actividad. Por el contrario, el conducto nasal izquierdo activa el hemisferio cerebral derecho, el del pensamiento espacial. Cuando respiramos por él, nos sentimos más relajados, abiertos e intuitivos.

Sabiendo esto, podemos "desatascar" a voluntad el conducto nasal para activar el hemisferio cerebral correspondiente con el fin de inducir el estado que deseemos. Si observas, siempre hay un conducto nasal más abierto que otro. Esto nos da una idea de qué hemisferio cerebral está predominando en ese momento. Si vas a dormir y observas que el conducto nasal derecho está abierto y el izquierdo atascado, es muy probable que no duermas porque tu hemisferio cerebral izquierdo (el de la acción y el pensamiento lógico) está activo. Si te encuentras delante de la mesa de trabajo con un montón de papeles y tareas por hacer y tu conducto nasal derecho está atascado y el izquierdo abierto, seguramente te dormirás o trabajarás con un ritmo muy lento.

Para abrir un conducto nasal atascado, túmbate de lado con el conducto nasal cerrado en la parte de arriba (si quieres desatascar el izquierdo, túmbate sobre el lado derecho). También es eficaz estimular el conducto nasal cerrado con un papel, sonándose o simplemente forzándose a respirar por él.

ARÁNDANOS

Tradicionalmente esta fruta se ha usado para tratar las infecciones de vejiga por tener propiedades antibacterianas y ser rica en vitamina C, lo que ayuda a combatir infecciones.

Pero además, el arándano es la fruta con mayor cantidad de antioxidantes y en especial con mayor nivel de un tipo de flavonoides que ayudan a aumentar la producción de glutatión, el antioxidante endógeno. Varios estudios han mostrado que estos antioxidantes contenidos en los arándanos tienen propiedades rejuvenecedoras para el cerebro porque mejoran las funciones neuronales y previenen las enfermedades asociadas con los trastornos de la memoria. También es útil para aliviar los síntomas de la resaca. Los arándanos ayudan a reducir la tasa de cortisol, el causante de que bajen los niveles de dopamina, la hormona asociada con el placer y la movilidad, por lo que también son útiles en el tratamiento de depresiones leves.

98

LA RESPIRACIÓN DIAFRAGMÁTICA

Este tipo de respiración produce una ligera expansión del diafragma, y tiene un efecto relajante y tranquilizador sobre el sistema nervioso autónomo. Es muy útil practicarla cuando estamos nerviosos o angustiados, porque sus efectos relajantes son inmediatos. Se consigue dirigiendo el aire hacia el diafragma (en la parte media del torso, entre el abdomen y el pecho) sin permitir que baje al abdomen. El estómago no debe ir hacia fuera cuando inspiramos y la caja torácica inferior ha de ensancharse hacia los lados para que el diafragma se expanda en diámetro. Un truco para conseguir que el aire no baje hasta el estómago es contraer los músculos abdominales o presionar sobre el abdomen para que no se expanda.

ÁCIDO ALFALIPOICO

A esta coenzima descubierta en 1951 se la conoce también con el nombre de "antioxidante universal" por proteger doblemente el interior y el exterior de la célula neutralizando los radicales libres. Además, estimula la producción de energía en la célula, bloquea la creación de enzimas que atacan al colágeno, protege contra el cáncer y acelera la eliminación del azúcar de la sangre, por lo que está indicado como tratamiento complementario en caso de diabetes y también de los daños ocasionados por esta enfermedad porque aumenta el flujo de sangre hacia los nervios. Por sus propiedades para proteger la piel contra la inflamación producida por los radicales libres y por ayudar a remodelar el colágeno, es también muy útil para prevenir el envejecimiento cutáneo y el tratamiento de cicatrices.

100

EVITA COMER CARNE DE CRIADERO

Los animales procedentes de criaderos son maltratados con hormonas de crecimiento artificiales para que sean más grandes. Aunque todavía no hay estudios concluyentes, todo indica que el consumo de este tipo de carne está relacionado con casos de pubertad precoz, obesidad infantil y algunos tipos de cáncer. Además, como viven hacinados en lugares muy poco higiénicos, se les tiene que administrar antibióticos y medicamentos con la comida para que no enfermen (a causa de ello varios grupos de bacterias se han hecho resistentes a los antibióticos que les suministran), y por supuesto toda esa cantidad de productos químicos pasan a nuestro cuerpo cuando ingerimos esta carne. Por si fuera poco, son alimentados con piensos fabricados con cereales transgénicos (a veces incluso con piensos hechos con animales enfermos, como ocurrió en el caso de las vacas locas) cuyas repercusiones sobre la salud todavía se desconocen.

101

En caso de depresión... invítala

Un estado depresivo puede ir desde una tristeza y melancolía leves hasta una total incapacidad para enfrentarse a la rutina diaria acompañada de profundos sentimientos de falta de valía, trastornos del sueño y ansiedad. La depresión puede ser un estado extremadamente doloroso; sin embargo, es también una valiosa señal de alarma que nos invita a revisar los pilares y creencias sobre los que se asienta nuestra vida. Nos indica que hay algo en nuestra forma entender la vida que no está funcionando y que tenemos que cambiar si queremos sentirnos bien. En casos de depresión leve, no es necesario recurrir a los fármacos y merece la pena detenerse e intentar entender que es lo que nos ocurre. Cuando se trata de una depresión que nos incapacita para seguir con nuestra vida, es recomendable seguir un tratamiento con fármacos junto con algún tipo de terapia psicológica. Existen alternativas naturales a los fármacos antidepresivos que parecen actuar con la misma eficacia que éstos: el hipérico, el 5 HTP (5 hidroxitriptófano, obtenido de la planta *Griffonia simplicifolia*) o el E-epa (un componente del aceite omega 3). Atención: el 5 HTP y el hipérico jamás deben tomarse junto con los antidepresivos convencionales.

En cualquier caso, nunca se debe desoír una depresión. Recuerda que es una voz de alarma que nos invita a replantearnos nuestra vida. Lanzarse a tomar fármacos hasta que la sintomatología desaparezca puede funcionar durante un tiempo, pero si no recurrimos a algún tipo de terapia psicológica para averiguar qué es lo que nos sucede, volveremos al mismo estado inicial en cuanto dejemos de ingerir los fármacos. Miles de personas han cambiado sus vidas positivamente y se han atrevido a hacer sus sueños realidad escuchando lo que la depresión les tenía que decir. ¿Dejarías pasar esta oportunidad?

Este aceite se ha usado tradicionalmente para prevenir las arrugas y las estrías en la piel. Por su alto contenido en ácidos grasos esenciales –el ácido gammalinoléico y el ácido linoléico, precursores de los fosfolípidos que forman las membranas celulares–, está muy indicado para nutrir y recuperar la hidratación de la piel en casos de descamación, desecación cutánea y uñas frágiles. También ayuda a regular el metabolismo y el sistema hormonal.

103

ANTIINFLAMATORIOS NATURALES

El harpagofito es una planta muy útil en caso de inflamaciones articulares por sus propiedades antiinflamatorias y calmantes. Puede administrarse directamente sobre la piel en forma de parches o tintura, u oralmente en comprimidos o cápsulas.

La glucosamina también ha demostrado ser muy eficaz para el tratamiento de la artritis y osteoartritis, porque nutre la articulación ayudando a que se regenere. Varios estudios realizados con pacientes aquejados de escasa movilidad en las articulaciones y fuertes dolores a causa de la osteoartritis reportaron una gran mejoría tras ingerir un suplemento de glucosamina durante seis semanas.

Ante el sufrimiento y el dolor

El dolor, tanto físico como emocional, es algo inevitable. Sentimos dolor físico en caso de enfermedad o accidente y emocional cuando perdemos a un ser querido, o nos enfrentamos a una tragedia.

El sufrimiento, sin embargo, es algo que podemos evitar. Su raíz está en desear que las cosas sean diferentes a como son. Si peleamos con la realidad, con lo que es, siempre sufriremos porque la realidad lleva todas las de ganar. En el caso del dolor físico, el sufrimiento surge cuando queremos que desaparezca y se vaya ya. Podemos hacer lo que esté a nuestro alcance para aliviar el dolor, por supuesto, pero la realidad es que se irá cuando tenga que irse: ni antes, ni después. De nada nos sirve desear que el dolor desaparezca cuando ya hemos hecho todo lo posible para aliviarlo, porque eso nos conduce al sufrimiento. Entonces al dolor que ya tenemos le estaremos añadiendo sufrimiento.

Convivir con el dolor es mucho más simple que sufrir. A nivel emocional también sufrimos cuando deseamos que las cosas sean diferentes a como son: queremos que vuelva esa persona que se fue, deseamos que nuestro hogar vuelva a ser como antes y que nada hubiera cambiado. Si estamos hablando de situaciones irreversibles, todo ese sufrimiento es en vano: sufrir no va a cambiar la realidad. ¿Qué podemos hacer? La clave reside en abrirnos a lo que es, en este caso al dolor. Sin escapar, sin desear que las cosas sean diferentes a como ya son. A esto se le llama aceptar la realidad y sí, estaremos viviendo el dolor, presentes y despiertos, pero sin sufrimiento extra. En algunos casos es extremadamente difícil aceptar el dolor, y podemos caer de nuevo en el sufrimiento. En ese caso, podemos empezar poco a poco. Incluso si admitimos que no somos capaces de aceptar el dolor, ya estamos dando un gran paso en dirección contraria al sufrimiento.

105

LA RICA MANDARINA

Esta fruta, muy apreciada en el Imperio de la China Celeste, era ofrecida a los consejeros de los emperadores. Calma los dolores estomacales, estimula la función gástrica y hepática, es tónica y antiséptica. Ingerida de forma asidua, da muy buenos resultados con los niños pequeños cuando están nerviosos, por sus propiedades ligeramente sedantes, y también está indicada para las personas que padecen celulitis y retención de líquidos, por sus cualidades para mejorar la circulación linfática y reabsorber los líquidos de los tejidos.

Su aceite, vaporizado en la habitación donde se duerme, es muy relajante y ayuda a inducir al sueño. Aplicado sobre la piel, la estira y tonifica.

106

UTILIZA PLANTILLAS MAGNÉTICAS
O JOYERÍA IMANTADA

La terapia magnética es muy útil para aliviar el dolor, retrasar los síntomas del envejecimiento, mejorar el sueño, y los estados de fatiga y estrés porque aumentan la energía. Además, se dice que ayudan a alcalinizar el cuerpo. Llevar plantillas magnéticas en los pies ayuda a que la energía fluya mejor por el organismo. Puedes probarlo por ti mismo si te pones unas plantillas en los pies durante unos segundos, haces fuerza con los brazos juntos y extendidos hacia delante y le pides a alguien que haga lo mismo en sentido contrario. Notarás que con las plantillas puestas, no necesitas hacer tanta fuerza para mantener los brazos en la misma posición.

107

NO TE TOMES NADA DEMASIADO EN SERIO

Ninguno de los consejos anteriores tendrían valor si los convertimos en dogmas. En ese caso, este libro tan sólo serviría para añadir más estrés a nuestras vidas, y ésa no es mi intención. Pocas cosas son más nocivas que obligarse a seguir algo a rajatabla. Obsesionarse con seguir una dieta, una alimentación sana o una tabla de ejercicios, a cualquier precio y pase lo que pase, es una forma de violencia contra nosotros mismos –generalmente ocasionada por una falta de aceptación–, que puede desencadenar complejos problemas psicológicos como la ortorexia (obsesión por la comida sana), la vigorexia (por el ejercicio físico), la anorexia o la bulimia. Si de vez en cuando te apetece un alimento "poco sano" rico en sal, azúcares o grasas, date ese capricho: ¡cómetelo y disfruta de él todo lo que puedas! ¿Quién sabe? Quizás te está proporcionando un tipo de placer que necesitas sentir en ese momento y puesto en una balanza compense la ingesta de toxinas. Experimenta qué es lo que sientes cuando lo comes y pasadas unas horas, tras la digestión. Nota los efectos en tu cuerpo. Tal vez percibas cierto aletargamiento, pesadez o irritabilidad. Averigua si el placer inicial de comerlo merece la pena: ¡quizás sí! Tú tienes la respuesta. Simplemente observa, porque es esta observación la que te puede hacer cambiar de hábitos cuando conscientemente puedas decir "no voy a comer este tipo de alimento o no voy a hacer esto porque me produce esta reacción que no quiero volver a experimentar" o "lo voy a seguir comiendo porque me hace sentir feliz, pero tan sólo de vez en cuando porque no me gusta la fatiga que siento después", y no los dogmas autoimpuestos. Escucha a tu cuerpo cuando te dice lo que quiere y lo que no quiere: no hay nada que pueda sustituir a la experiencia.

108

Siente tus emociones

Vivimos en una sociedad que valora el intelecto, pero que desprecia las emociones tachándolas de irracionales. Sin embargo, estar atentos a lo que sentimos es esencial para sentirse bien. La rabia, la ira y el enfado acumulados pueden generar desde fatiga hasta patologías más graves. Las emociones no son más que energía que se manifiesta a través del cuerpo, y si las reprimimos, estaremos reprimiendo nuestra propia energía.

Bloqueamos nuestras emociones cuando queremos ofrecer a los demás una imagen distinta a lo que somos. Si, por ejemplo, estamos intentando ofrecer a los demás una imagen de persona exitosa, bloquearemos automáticamente todas las emociones que no encajen con la idea que queremos representar. De esta forma, dejamos de expresarnos con franqueza y perdemos nuestra espontaneidad. Con el tiempo dejamos de saber qué es lo que sentimos realmente.

Para romper este círculo vicioso, lo primero que tenemos que hacer es valorar nuestros sentimientos. Cualquier sentimiento que tengamos es legítimo, porque es nuestro. No existen sentimientos "buenos o malos", pero tendemos a tachar de incorrectos los que no concuerdan con la imagen que queremos ofrecer al mundo. Cuando no dependemos de la aprobación de los demás y no nos empeñamos en ofrecer una determinada máscara para encajar en la sociedad, empezamos a permitirnos cualquier sentimiento y a valorarlo. Cuando nos hacemos dueños de nuestros sentimientos y nos atrevemos a experimentarlos, nos llenamos de energía y vitalidad porque ya no estamos poniendo barreras a lo que somos.

109

Practica el método Pilates

Este método se diferencia de otras formas de ejercicio por su enfoque holístico que, combinando la mente y el cuerpo, tiene como objetivo lograr una postura correcta y liberarse de las tensiones y el estrés físico y mental. Se enfoca en alargar los músculos acortados y reforzar los más débiles, mejorar el movimiento, estabilizar el cuerpo, trabajar con la respiración, relajar la mente y comprender la mecánica del cuerpo a través del ejercicio consciente, es decir, utilizando conjuntamente la mente y el cuerpo en cada uno de los movimientos.

Según Pilates, el movimiento consciente hace trabajar a nuestras células cerebrales. Como muchos de los problemas posturales tienen un origen emocional, cuando a través de una sesión de Pilates nos hacemos conscientes de determinada postura y la trabajamos con la respiración, estamos trabajando también la emoción bloqueada responsable de ese problema físico.

110

La correcta ubicación de la cama

Lo más aconsejable para asegurarnos un sueño reparador es ubicar la cama con la cabecera hacia el norte y los pies hacia el sur. De esta forma alineamos el campo magnético del cuerpo con el de la tierra. También resulta útil que la ventana de la habitación donde dormimos esté orientada hacia el este, porque así la luz solar nos ayudará a despertarnos mejor, y que la estancia esté bien ventilada, porque mientras dormimos consumimos gran cantidad de oxígeno.

Es importante asegurarnos de que la cama no esté cercana a corrientes subterráneas de agua o a radiaciones terrestres, porque impedirán que nos relajemos y que descansemos plenamente.

111
VIDA SOCIAL

Quizás te estés preguntando cómo puedes compaginar unos hábitos de vida saludables con tu vida social. Pero la realidad es que optar por cuidarse no está reñido con salir de tapeo o de copas con los amigos. De hecho, tener una vida social satisfactoria es tan importante para la salud como cuidar de la alimentación. Existen siempre opciones saludables: si quieres beber algo en una cafetería puedes elegir entre agua mineral (la opción más sana), cerveza que no contenga conservantes (hay muchas), vino tinto, zumos naturales recién exprimidos, té verde, infusiones sin azúcar o café. Recuerda que la opción menos sana son los refrescos envasados por la cantidad de conservantes químicos que llevan y en especial los de tipo *light* que contienen aspartamo.

112

Terapia de calor

Según la medicina oriental, un obstáculo en el flujo de energía vital (también llamado *Ki*), se traduce en malestar y enfermedades. Una manera de restablecer ese flujo es a través de la moxibustión y otras terapias de calor como el masaje con piedras calientes. En el caso de la moxibustión, el terapeuta aplica la moxa en los principales canales y puntos energéticos que se usan en acupuntura. Además de tratarse de terapias muy agradables y relajantes, los efectos revitalizantes pueden notarse casi de inmediato. La moxibustión es también muy útil en caso de insomnio. Una forma de practicar una terapia de calor casera si no se puede dormir, es usar la tradicional bolsa de agua caliente en los pies. Se ha demostrado que personas afectadas con problemas de insomnio mejoran la calidad de su sueño si mantienen los pies calientes.

113

PATATA PARA LA ARTRITIS Y EL ECCEMA

Un emplasto tibio preparado con patatas es muy útil para el tratamiento de los eccemas y para aliviar la inflamación provocada por la artritis. Sólo tienes que cocer dos patatas y preparar con ellas un puré espeso. Esparce el puré sobre una gasa y ponla en la parte del cuerpo que quieras tratar. Ten cuidado de que no esté demasiado caliente cuando te lo aplicas.

114

REMEDIOS NATURALES PARA LOS DOLORES MENSTRUALES

Una dieta rica en ácidos grasos omega 3 y un suplemento diario de magnesio resultan muy eficaces en el tratamiento de este tipo de dolores.

La acupresión, una práctica basada en los mismos principios que la acupuntura pero que en lugar de agujas utiliza la presión ejercida con los dedos es también muy útil. Existe un punto de acupresión que está especialmente indicado para el alivio de los dolores menstruales. Se encuentra entre el tobillo y la pantorrilla, en la parte interna de la pierna (no en la espinilla), aproximadamente a cuatro dedos del hueso que sobresale del tobillo. Sólo tienes que presionar durante tres minutos aumentando la presión gradualmente pero sin que llegue a resultar doloroso.

115
Fo-ti

El fo-ti es una planta originaria de China, cuyo nombre significa "el hombre del cabello negro". En China se ha venido usando tradicionalmente un tónico elaborado a partir de la raíz de esta planta para casos de envejecimiento prematuro, canas, problemas de hígado y riñones, fatiga e impotencia. Estudios más recientes han demostrado que es muy útil para bajar los niveles de colesterol, reducir el endurecimiento de las arterias y mejorar el sistema inmunológico.

116

NUECES Y SEMILLAS QUE EQUILIBRAN EL TEMPERAMENTO

Un reciente estudio ha demostrado que las nueces, anacardos, avellanas y almendras fortalecen la función cerebral, ayudan a pensar más claramente y equilibran el temperamento. Esto se debe a que por su alto contenido en ácidos linoleicos y alfalinoleicos, vitamina E y B6 son una excelente fuente de nutrición para el sistema nervioso. Además de aclarar el pensamiento, parece que estos ácidos grasos también contribuyen a que nos sintamos de mejor humor.

Lo que hay que saber sobre el ginseng

El ginseng es una planta maravillosa para aumentar el nivel de energía y resistencia. Sin embargo, hay que tener en cuenta que su uso prolongado hace que la sangre se vuelva menos densa. No se recomienda la ingesta de ginseng si se está recibiendo medicación para el corazón, la hipertensión o la diabetes. Tampoco debe administrarse si se está tomando hipérico, 5 HTP o antidepresivos IMAO. Si se consume café habitualmente debe saberse que mezclar cafeína y ginseng puede producir irritabilidad.

118

OJERAS

La presencia de ojeras puede indicar una deficiencia vitamínica o problemas respiratorios. Si duermes bien y tienes ojeras, es recomendable que te hagas un pequeño chequeo para ver de dónde provienen.

Si son sólo ojeras producidas por falta de sueño, puedes disminuirlas con la siguiente receta: ralla una patata cruda, pon la ralladura dentro de dos gasas y déjalas en los párpados durante quince minutos. Notarás que la piel alrededor de los ojos se vuelve más tersa y con mejor color.

Una crema casera preparada con infusión de manzanilla bien fría, miel, pepino rallado y aloe vera, aplicada mediante un ligero masaje en la zona de los párpados, es también muy eficaz.

119

Un corazón solitario vive menos

Muchos estudios han demostrado que las personas que viven solas tienen una esperanza de vida menor que las que viven en familia o con su pareja. Esto tiene su explicación porque alguien que se siente útil, se preocupa por los demás y sabe que es querido y apoyado por su entorno tiende a cuidarse más. Aportar algo, sentirse útil y conectado a los demás es la clave para tener un corazón sano. Las personas que se sienten aisladas suelen caer más fácilmente en la depresión y en hábitos nocivos que les hacen olvidar temporalmente su soledad, como el tabaco o el alcohol.

120

Calcio

El calcio es necesario para mantener los huesos fuertes y prevenir la formación de piedras en los riñones. Además, ayuda a prevenir el cáncer de colon y de mama, baja la tensión arterial y previene del infarto. Se recomienda una ingesta diaria de 1000 miligramos de calcio. El queso, las sardinas, las espinacas, el tofu, las alubias, el brécol, las zanahorias y las almendras son algunos de los alimentos más ricos en este elemento.

Si nuestra dieta no contiene suficiente calcio, necesitaremos tomar un suplemento. El problema es que muchos de los comprimidos que venden como suplementos de calcio no son absorbidos por el cuerpo. Para saber si el calcio que has comprado va a ser absorbido, puedes hacer la siguiente prueba: disuelve la pastilla de calcio en un vaso con vinagre a temperatura ambiente y remueve durante tres minutos. Si pasados treinta minutos la pastilla no está disuelta, significa que tu cuerpo no la asimilará y tendrás que buscar otro suplemento que sí se disuelva.

121

CREMA DE CAPSAICINA

La capsaicina es el ingrediente activo que se encuentra en las guindillas y en los pimientos de cayena que hace que sean picantes. La crema elaborada con este ingrediente es muy eficaz para aliviar dolores e irritaciones porque merma los niveles de sustancia P, un neurotransmisor del dolor, insensibilizando la parte tratada.

La crema de capsaicina se ha revelado muy eficaz para el tratamiento del dolor local en caso de bursitis, dolor de espalda, artritis, prurito, dolor posoperatorio, osteoartritis y fibromioalgia.

122

VITAMINAS PARA LA VISTA

La luteína, un tipo de caroteno que se encuentra en las espinacas, la col rizada y el brécol, es un antioxidante que neutraliza los radicales libres que dañan la vista y nos ofrece una gran ayuda para mantener la salud de los ojos. Varios estudios han demostrado que las personas con una dieta rica en luteína tienen menos probabilidades de sufrir problemas de degeneración macular. La luteína en la retina actúa como una especie de filtro de sol natural absorbiendo los rayos azules del sol, el tipo de luz más dañina para la vista.

123

CONSTELACIONES FAMILIARES

Este tipo de terapia desarrollada por Bert Hellinger pone de manifiesto importantes tensiones y conflictos dentro del seno familiar que hasta el momento han permanecido ocultos y que al salir a la luz pueden ser solucionados con facilidad. Es muy útil para esclarecer patrones de conducta repetitivos dentro de la familia (adicciones, enfermedades, abandono de hogar, etc.) o predisposición al fracaso por parte de algunos de sus miembros. Según Bert Hellinger, esto se produce porque los hijos de forma inconsciente se mantienen fieles a la tradición familiar oculta, e interiormente no se atreven a ser más felices o exitosos que sus progenitores. Así, los hijos, "heredando" ciertas creencias y sentimientos nocivos, reproducen el destino de sus padres.

Si decides asistir a un grupo de constelaciones familiares, asegúrate de que el "constelador" es un terapeuta experimentado. Como ocurre con todo tipo de terapias emergentes, existen personas sin escrúpulos, que con escasos conocimientos y la mínima preparación se lanzan a ejercer como terapeutas, causando más problemas que beneficios en sus pacientes.

124

Productos de limpieza para el hogar

La mayoría de los artículos de limpieza para el hogar que puedes encontrar en un supermercado o droguería contienen elementos químicos sintéticos que son tóxicos. Además, de toda la gran variedad de productos y marcas de limpieza, sólo un 10% de ellos han sido testados para asegurar que no causan efectos nocivos sobre el sistema nervioso.

Recuerda que nunca debes mezclar la lejía con otros productos de limpieza como amoníaco o desinfectante, porque sus emanaciones resultan muy tóxicas.

La tradicional mezcla de vinagre, agua y jabón es segura y más que suficiente para limpiar toda la casa. Para superficies más sucias puedes usar bicarbonato o zumo de limón. En lugar de un limpiacristales comercial, puedes emplear agua con un poco de alcohol y jabón. Para los suelos de madera, agua con un chorro de vinagre. La vaporeta es también una forma eficaz y no contaminante de limpiar tu casa. Además, existen productos de limpieza ecológicos que no contienen fosfatos, almizcles artificiales o componentes químicos tóxicos.

125
PVC

Este material, altamente tóxico, está presente en tuberías, ventanas, envases (de productos de limpieza, cosméticos, agua, refrescos, etc.), suelos, juguetes, zapatillas de deporte y algunos embalajes más comunes. En su proceso de fabricación y en el de eliminación, libera gran cantidad de dioxinas, una sustancia muy contaminante y perjudicial para la salud y el medio ambiente. En el caso del PVC blando y flexible, también contiene ftalatos, una sustancia tóxica que puede causar alteraciones graves en el sistema endocrino.

126

INOSITOL PARA LOS ATAQUES DE PÁNICO

El inositol, también llamado vitamina B8, es un componente esencial de las membranas celulares, que se encuentra básicamente en forma de fibra con el nombre de ácido pítico en legumbres, cítricos, nueces, granos y semillas. Como suplemento, podemos encontrarlo a la venta bajo la fórmula de monofosfato de inositol.

El inositol mantiene los niveles de serotonina y varios estudios han demostrado que es muy útil para reducir la frecuencia y la intensidad de los ataques de pánico en caso de fobias y trastornos de ansiedad generalizados. Además, no produce ningún tipo de efecto secundario.

127

GUINDILLAS PARA EL CATARRO Y LA CONGESTIÓN NASAL

En caso de catarro, congestión nasal o bronquitis, las guindillas son muy útiles para abrir las vías respiratorias y actúan como un potente expectorante natural. La capsaicina que contiene la guindilla fomenta la secreción en la garganta y los bronquios, haciendo que el moco sea más fluido y pueda expectorarse fácilmente.

Otras investigaciones realizadas en Alemania demostraron que las personas que consumen guindillas y pimientos picantes regularmente sufren menos problemas de formación de trombos y coágulos que la media.

128

ACEITE DE LINO

El aceite de lino es rico en ácidos grasos esenciales omega 3, magnesio, potasio, zinc y vitamina B. Además, no tiene colesterol y es bajo en grasas saturadas. Varios estudios han demostrado que ayuda a reducir el dolor y la inflamación causados por la artritis y a bajar los niveles de colesterol y triglicéridos. También es eficaz para hidratar la piel seca. Una cucharada de este aceite al día, sobre la ensalada o verduras, es suficiente.

129
PESTICIDAS

Los residuos de pesticidas que quedan en los alimentos alteran la absorción de las vitaminas A y C, y aumentan el riesgo de padecer cáncer. Aunque la ingesta de estos pesticidas es muy pequeña, el problema es que no se eliminan fácilmente y tienden a acumularse en el cuerpo. Las fresas, manzanas, patatas, uvas, naranjas, zanahorias, judías, lechugas, champiñones cultivados, melocotones y trigo son algunos de los alimentos que retienen mayor cantidad de pesticidas y en este caso es conveniente optar por los que son producidos de forma orgánica o lavarlos a conciencia.

130

Perejil

El perejil contiene una sustancia que previene que las células tumorosas se multipliquen y es muy rico en vitamina C.
Además, combate los parásitos intestinales, ayuda a eliminar los
gases, previene el mal aliento y estimula el sistema digestivo.
Consumido regularmente fortalece la vejiga, riñones, hígado,
estómago y tiroides. También se ha demostrado que ayuda con la
retención de líquidos, la hipertensión arterial y los problemas de
próstata.

LA RISA

La risa, cuando es espontánea, nos llena de felicidad y alivia el estrés. Al reír, las cervicales y los hombros —donde acumulamos más tensión— se estiran y se relajan.

Reír refuerza el sistema inmunológico. Se ha observado que cuando una persona ríe, los niveles de A inmunoglobulina en la saliva (una defensa contra los organismos infecciosos que pueden aparecer en las vías respiratorias) tienden a aumentar. También es un gran ejercicio físico, porque en cada carcajada empleamos hasta 300 músculos y al mover el diafragma, estamos facilitando la digestión. Con la risa, nuestro cuerpo vibra y eliminamos toxinas más fácilmente; se despeja la nariz y el oído e introducimos en los pulmones el doble de oxígeno. También favorecemos la producción de endorfinas en el cerebro y a consecuencia de ello, tenemos mayor sensación de bienestar y menos ansiedad.

132

AFRODISÍACOS NATURALES

Las ostras son el alimento afrodisíaco más conocido, quizás porque su alto contenido en zinc aumenta la producción de testosterona. El espárrago incrementa los niveles de vitamina E, un importante estimulador de las hormonas sexuales. La guindilla es otro notable afrodisíaco por su contenido en capsaicina, que estimula a las terminaciones nerviosas para que liberen endorfinas, ayudando a aumentar la sensación de placer.

133
GOJI

Estas bayas originarias de Tíbet y Mongolia han sido usadas durante más de 5000 años por los expertos en medicina tradicional de China, India y Tíbet para proteger el hígado, resolver problemas de fertilidad, aumentar la visión, reforzar el sistema inmunológico, mejorar la circulación y promover la longevidad en general.

Lo que se ha descubierto recientemente es que estas bayas son muy ricas en dos tipos de antioxidantes: el betacaroteno y el zeaxanthin. Este último parece ser el responsable de sus propiedades para mejorar la visión, ya que actúa como un filtro solar en la retina impidiendo la degeneración macular, responsable de la mayoría de los problemas visuales graves a partir de los sesenta y cinco años. Otras investigaciones en China han demostrado que ayudan a reducir el nivel de glucosa en sangre e impiden la reproducción de las células cancerosas.

Se comercializan secas con un aspecto similar al de las uvas pasas y en zumo. Atención: no deben administrarse conjuntamente con anticoagulantes.

134

CAMINAR DESCALZOS

El cuerpo humano tiene su propia carga de electricidad y es ligeramente conductor. A través de los pies, descargamos la electricidad sobrante y la intercambiamos con la de la tierra. Si usamos un calzado aislante elaborado con suela de goma o de plástico, estamos impidiendo que esa descarga de electricidad se produzca y nos quedamos con esa tensión. Esto se traduce en los típicos calambrazos que experimentamos al tocar ciertos objetos metálicos y también en nerviosismo y estrés.

Para evitar este problema, podemos usar calzado cuyas suelas sean conductoras (esparto o cuero) o bien caminar descalzos cada vez que podamos.

135
Come con calma

La forma en que comemos es tan importante como lo que comemos. Incluso si nuestra comida es totalmente orgánica, equilibrada y natural, pocos nutrientes vamos a asimilar si nos precipitamos sobre el plato sin apenas masticar y saborear los alimentos porque tenemos poco tiempo para comer y estamos mas pendientes de las noticias de la televisión o de lo que vamos a hacer cuando terminemos. Más que nutrientes, estamos "tragando" estrés. Por desgracia, este fenómeno que comenzó con los restaurantes de comida rápida, que incluso están diseñados para que permanezcamos en la mesa lo mínimo (¿quién aguanta esos colores chillones más de media hora?), es cada vez más frecuente y está muy extendido. Pero el hecho es que comer en esas condiciones (con prisa, rodeados de ruidos, sin saborear, ni masticar) añade más estrés a nuestras vidas. En nuestras manos está recuperar el antiguo placer de sentarse a la mesa para reponer fuerzas, disfrutar de los olores y sabores, y desconectar de la rutina.

136

CLAVO PARA EL DOLOR DE MUELAS

Esta especia tiene propiedades antimicrobianas, analgésicas y anestésicas. Estimula el apetito, facilita la digestión y se dice que ayuda en caso de cansancio físico o mental porque estimula los sentidos. Para el dolor de muelas, es muy eficaz masticar un clavo o dejarlo cerca de la parte dolorida. También se puede poner una gota de aceite de clavo en un algodón y dejarlo sobre la muela dolorida durante un tiempo hasta que el dolor remita. Además, el aceite esencial de clavo, aplicado mediante masaje, es muy útil para aliviar el dolor de la artritis y eliminar hongos.

137

VINAGRE DE SIDRA

Este tipo de vinagre elaborado con manzanas mejora las funciones hepáticas y renales. Una mezcla de vinagre de sidra y agua, tomada antes de las comidas, disuelve la grasa, la mucosidad y la flema; ayuda a que el cuerpo elimine las sustancias tóxicas con facilidad, por lo que resulta útil para los forúnculos y el acné, y previene la formación de coágulos. Es una ayuda importante en las dietas de adelgazamiento porque acelera el metabolismo, genera energía y reduce la sensación de apetito. Al contener magnesio y calcio, es también eficaz para prevenir la osteoporosis.

Aplicado en compresas calientes, reduce el dolor y la inflamación de las articulaciones.

138

AVENA PARA LA PIEL IRRITADA

Ya en el antiguo Egipto utilizaban harina de avena para sus tratamientos de belleza. La harina de avena, en estado coloidal (muy pulverizada) y disuelta en agua es excelente para el tratamiento de la piel irritada por eccemas, herpes, llagas, quemaduras solares o picaduras de insectos.

Puedes preparar avena coloidal en casa, pulverizando la avena común en un molinillo de café. Sabrás que se encuentra en estado coloidal cuando, al añadir agua, la mezcla adquiere una consistencia viscosa y las partículas de avena se integran con el agua, sin hundirse ni flotar. Después sólo tienes que llenar la bañera con agua templada, añadir varias tazas de avena y disfrutar del baño durante no más de diez minutos. Al salir de la bañera ten cuidado con los resbalones (la piel queda extremadamente suave y puedes resbalar) y sécate dándote pequeños golpecitos con la toalla (si te frotas con ella puedes irritar la piel).

139

LAVANDA

La lavanda es la planta aromática más usada a lo largo de la historia. Tomada en infusión tiene propiedades antibacterianas, antisépticas, tranquilizantes, expectorantes y antiespasmódicas. También alivia la flatulencia y ayuda con los dolores de cabeza. Puede ser usada externamente para aliviar eccemas, pequeñas quemaduras, cortes, dermatitis, ampollas, llagas y los dolores producidos por el reumatismo y la artritis. Usada en aromaterapia, tiene un efecto calmante, inductor del sueño y es muy útil para tranquilizar a los niños.

140
SHIATSU

El shiatsu es un tipo de masaje diseñado para regular el flujo de energía corporal que se aplica ejerciendo presión en el cuerpo con los dedos. Una sesión de shiatsu produce una gran relajación a la vez que aumenta el nivel de energía y equilibra el cuerpo. A nivel más externo, estimula la circulación en los capilares de la piel, así como la secreción de las glándulas sebáceas, de forma que la piel queda más hidratada y se previene la formación de arrugas en el futuro. Internamente todo el sistema circulatorio y digestivo se ven beneficiados por el aumento de energía general que a su vez también ayuda a acelerar el metabolismo de las grasas. Es muy útil para aliviar el dolor muscular, de articulaciones y las migrañas.

Una sesión de shiatsu suele empezar con pequeños estiramientos para estimular la energía y relajar los músculos. Después se procede a aplicar diferentes tipos de presiones dependiendo de la necesidad de la persona que recibe el masaje.

141

Kudzu

Se está demostrando que esta planta de origen chino es una eficaz ayuda en caso de alcoholismo. En varias investigaciones se observó que aquellas personas que tenían problemas para dejar de beber alcohol o que lo bebían en grandes cantidades pudieron bajar la dosis diaria fácilmente, después de tomar el extracto de esta planta durante una semana. En otro experimento se comprobó que tras ingerir una sola cápsula de extracto de kudzu concentrado, personas adictas al alcohol tenían menos ganas de él. Tras ofrecérseles bebidas alcohólicas, se observó que tardaban más en terminarlas.

142

Vino tinto para el herpes

Un estudio en Estados Unidos ha demostrado que el resveratrol, un componente del vino tinto que también ayuda a prevenir las enfermedades del corazón, impide que el herpes se extienda o se contagie. También es útil en el caso de herpes labial, si se frota en la zona afectada.

Orégano contra las bacterias resistentes a los antibióticos

Dos estudios recientes acaban de demostrar que el carvacrol, un componente químico del aceite de orégano, tiene la misma capacidad para reducir las infecciones que los antibióticos. En uno de los experimentos se estudió la eficacia del carvacrol contra la bacteria estafilococo (responsable de muchos procesos infecciosos y que está volviéndose cada vez más resistente a los antibióticos) y se observó que, incluso con muy pequeñas dosis, era tan eficaz como la penicilina, la estreptomicina y la vacnomicina.

144

LA SOJA PREVIENE EL CÁNCER DE MATRIZ

Un estudio realizado con 1700 mujeres en un centro de investigación sobre el cáncer en Shanghái demostró que aquellas que tomaban habitualmente soja tenían menos probabilidades de contraer cáncer de matriz y de mama. La incidencia de este tipo de cáncer en Asia es cinco veces menor que en los otros continentes, y esto con toda probabilidad se debe al alto consumo de esta legumbre en los países asiáticos. Sin embargo, la obesidad sigue siendo el mayor factor de riesgo para esta modalidad de cáncer.

145

Un antimosquitos natural

Si quieres evitar los repelentes de mosquitos comerciales tan agresivos para la piel y con el medio ambiente, aquí tienes una receta eficaz y muy aromática: diez gotas de aceite esencial de albahaca, diez de cedro, diez de citronela, diez de limón, diez de enebro, diez de mirra, diez de pino, diez de geranio y una taza de alcohol. Mezcla los ingredientes en un bote con tapa. Antes de empezar a usarlo, frota una pequeña cantidad sobre la piel para asegurarte de que no tienes alergia a ninguno de sus ingredientes.

146

ALIMENTOS FUNCIONALES

Este concepto fue desarrollado en Japón durante la década de los ochenta. Se trata de alimentos que además de un alto contenido en nutrientes, poseen otras sustancias que contribuyen a reducir el riesgo de enfermedades. Todos tienen en común que mejoran el sistema inmunológico, previenen alguna enfermedad específica, ayudan a mejorar las condiciones físicas y mentales, y retardan el proceso de envejecimiento. Tomados diariamente, constituyen la mejor forma de prevenir el cáncer y también ciertas enfermedades asociadas con la edad.

Estos superalimentos son el ajo, los arándanos, la avena, el brécol, los cítricos, el aceite de lino, la soja, el té verde, los tomates, el vino y las uvas, el pescado azul y el yogur o leche fermentada.

147

La siesta

Dormir la siesta después de comer es una forma de relajarnos profundamente y permitir que nuestra mente desconecte y se reorganice después de la jornada de trabajo matinal. Al despertar, nos sentimos con más vitalidad y de mejor humor. La siesta ideal debe durar entre quince y veinte minutos, y se debe realizar en un lugar alejado de ruidos. Tener la televisión encendida mientras dormimos, impide que desconectemos totalmente. La siesta jamás debe superar los treinta minutos: si es demasiado larga dificulta los procesos digestivos y al despertarnos nos sentiremos aletargados y pesados, en lugar de revitalizados.

148

TERAPIA DE LIMPIEZA DE COLON

Con el tiempo las toxinas tienden a acumularse en el colon, provocando enfermedades, dolores de cabeza, gases, irritabilidad, alergias, intolerancia a ciertos alimentos y fatiga. Por otra parte, estas toxinas son tierra fértil para la proliferación de bacterias, de ahí que sea tan importante someterse a una terapia de limpieza de colon de vez en cuando. Además, si el colon no funciona correctamente, parte de las toxinas se ven obligadas a abandonar el cuerpo a través de otras vías, lo que se traduce en mal aliento y un sudor desagradable.

Existen varios tipos de terapias de limpieza de colon disponibles. Tanto la irrigación de colon (enema), que elimina los restos de materia fecal pegados al intestino, como la limpieza gradual que se realiza combinando extractos de plantas con grandes cantidades de agua dan muy buenos resultados. Tras una limpieza de colon, las digestiones mejoran, nos sentimos menos fatigados, algunos problemas de piel desaparecen, el metabolismo se acelera ligeramente y nos sentimos más saludables en general.

Evita la contaminación acústica

Los que vivimos en la ciudad estamos tan acostumbrados a los altos decibelios y tan inmersos en el ruido que casi no nos damos cuenta de los estragos que causan en nuestra salud. Los ruidos permanentes no sólo pueden provocar serios problemas auditivos; también nos impiden concentrarnos y nos hacen sentirnos irritados, de forma que aumentamos nuestra tensión arterial. Para darnos cuenta de los efectos del ruido en nuestra salud, necesitamos comprobar cómo nos sentimos en el silencio. Si pasamos una temporada en el campo o en un lugar sin contaminación acústica, enseguida notamos que nos concentramos más fácilmente, que estamos menos en tensión y más en contacto con nosotros mismos. Después, al regresar a la ciudad, somos más conscientes de cómo nos afecta el ruido y ése es el momento de hacer algo para evitarlo... ¡antes de que nos volvamos a acostumbrar y dejemos de ser conscientes de lo mucho que nos afecta!

150

LA AUTOESTIMA

Cuando nos apreciamos y respetamos tal y como somos, tenemos más capacidad para hacerle frente a las adversidades de la vida. Si no nos aceptamos, nadie podrá hacerlo por nosotros y el aprecio de los demás será algo de lo que dependamos, pero que jamás nos resultará suficiente. Si no somos capaces de darnos a nosotros mismos el amor o aceptación que buscamos, no nos llegará que los demás nos amen o nos acepten.

Para aumentar nuestra autoestima necesitamos conocernos y darnos cuenta de nuestras cualidades. Cuando somos capaces de ver cómo fuimos condicionados de niños y cómo aprendimos a despreciarnos y desvalorizarnos cuando nuestra forma de actuar era castigada o criticada, empezamos a descubrirnos como personas totalmente capaces y merecedoras de amor y afecto. En ese momento, conseguir el afecto de los demás ya no es tan importante, porque ahí estamos nosotros para darnos lo que siempre hemos buscado. Este proceso lleva su tiempo y mientras dura es importante evitar las personas que nos critican o nos hacen sentir mal a fin de sentirse ellos más poderosos o capaces.

151

EL AGRADECIMIENTO

Estar agradecidos a todo lo que la vida nos trae nos llena de felicidad. Hacer un recuento de todo lo que tenemos (y no me estoy refiriendo sólo a aspectos materiales) es una forma de sentirnos positivos. Podemos agradecer también las dificultades, los retos y los problemas porque sabemos que nos llevarán a probarnos y a sacar lo mejor de nosotros mismos. Si abrimos nuestra mente siempre podemos encontrar algo positivo en lo que nos está ocurriendo y mientras no lo encontramos nos sentiremos confiados en la vida sabiendo que algo bueno nos aportará esa experiencia aunque temporalmente no seamos capaces de verlo.

152

ACEITE DEL ÁRBOL DEL TÉ

Este aceite tiene propiedades antibacterianas, antivirales y fungicidas. En caso de dolor de muelas, una gota sobre la zona infectada penetra la encía y ayuda a eliminar los gérmenes; es eficaz contra el pie de atleta si aplicamos dos o tres gotas diariamente sobre el área infectada y también contra los piojos si se añaden unas gotas al champú; el olor que desprende cuando lo calentamos en un vaporizador de aromas ayuda a eliminar la congestión nasal y es excelente para el dolor de garganta si hacemos gárgaras con agua caliente a la que previamente le hayamos añadido diez gotas de este aceite. También alivia el escozor y la hinchazón producidos por las picaduras de insectos poniendo una o dos gotas sobre la zona afectada.

153

REMEDIOS NATURALES PARA EL DOLOR DE CABEZA

A veces los dolores de cabeza tienen su origen en una mala circulación y unos músculos contraídos. Si sospechas que ése puede ser tu caso, un simple paseo o un poco de ejercicio te ayudarán a aliviarlo. Otra forma de relajar los músculos y mejorar la circulación es mediante un baño caliente.

Muchos dolores de cabeza tienen su origen en una deshidratación. Asegúrate de que bebes suficiente agua, si crees que éste es tu caso.

En casos de dolores de cabeza más persistentes, puedes recurrir a la acupuntura o el shiatsu. Aplicar paños húmedos, alternando fríos y calientes, también da muy buenos resultados. Otro método que funciona es acostarse en una habitación oscura y permanecer totalmente en silencio hasta que el dolor remita, evitando los ruidos y las luces brillantes durante un tiempo.

154

EN CASO DE ALERGIAS

La miel es un eficaz tratamiento para la alergia al polen, aunque no funciona con todo el mundo. Hay que empezar con media cucharadita de café al día (e ir aumentando la dosis paulatinamente) para asegurarse de que el cuerpo la puede tolerar y suspender el tratamiento ante cualquier molestia gastrointestinal. La miel tiene que ser fresca y no pasteurizada ni calentada y lo mejor es que haya sido recolectada el año anterior durante la misma época en la que tienes alergia. Empieza el tratamiento un mes antes de la época de tu alergia.

Otro remedio para aliviar los síntomas de alergia al polen es beber al menos tres tazas de té verde al día.

155

Mejora tu visión sin gafas

El doctor Bates, un oftalmólogo norteamericano, llegó a la conclusión de que la mayoría de los problemas de visión son debidos a un uso incorrecto de los músculos oculares y a un exceso de tensión en ellos. Equiparó el empleo de las gafas al de unas muletas, porque ayudan a ver pero no son capaces de corregir el problema original. Para recuperar la visión elaboró una serie de ejercicios de gimnasia ocular que combinan movimientos oculares, respiración, relajación y enfoque, destinados a reeducar los músculos oculares, logrando unos resultados extraordinarios. El escritor Aldoux Huxley, que a la edad de dieciséis años estaba casi ciego, fue uno de sus más destacados pacientes.

156

REMEDIOS NATURALES PARA LAS HEMORROIDES

La falta de ejercicio físico, una mala dieta y un estreñimiento persistente son algunos de los factores que causan las hemorroides. El zumo de rábano con un poco de sal tomado dos veces al día durante quince días puede ayudarte a eliminarlas. También resulta efectivo beber durante unos días el agua donde hayamos cocido unas raíces de jengibre. Para reducir el sangrado de las hemorroides hay que beber el zumo de medio limón con sal.

157
Neem

En la medicina ayurvédica las hojas de esta planta se utilizan desde hace siglos para reforzar el sistema inmunológico. En la India es común ver a las personas masticando estas hojas por la mañana para prevenir la hipertensión y la diabetes o tratar los dolores musculares. El extracto tomado en cápsulas se dice que hace al cuerpo inmune a los problemas epidérmicos, purifica la sangre, elimina granos y espinillas, ayuda en casos de obesidad y mejora la artritis. También puede ser tomado en infusión —aunque es amargo en extremo— y tradicionalmente se toma el té de neem para reducir la fiebre en casos de malaria.

158

ACEITUNAS

Las aceitunas contienen una gran cantidad de ácidos grasos esenciales y de enzimas naturales. Son una importante fuente de calcio que ayuda a alcalinizar tu cuerpo y reduce la inflamación celular. También son útiles para disolver la mucosidad y la flema.

159

SEMILLAS DE GIRASOL

Las semillas de girasol crudas son una fuente excelente de vitamina E y por tanto de antioxidantes. Contienen enzimas naturales que ayudan con la digestión y a asimilar los alimentos. Es importante que las ingieras en crudo, ya que al tostarlas pierden casi todos los nutrientes. También es muy beneficioso tomarlas germinadas porque en ese estado contienen gran cantidad de minerales.

160

Spirulina

Esta alga es muy rica en proteínas vegetales, antioxidantes, minerales y ácido gamma linoleico. También contiene gran cantidad de vitamina B12, que junto con el ácido gamma linoleico ayudan a mejorar el estado de ánimo, la memoria y la vitalidad general. Es útil para el tratamiento de ciertos síntomas asociados con la vejez, como la pérdida de memoria, confusión, fatiga, etc. Puedes tomarla en copos y añadírselos a las ensaladas, o bien en cápsulas concentradas.

161

CASTAÑO DE INDIAS PARA LAS VARICES

La semilla de este árbol tiene propiedades antiinflamatorias que ayudan a mejorar la elasticidad de las venas, reducir los líquidos, la hinchazón y eliminar el dolor y el cansancio provocados por las varices. Puedes encontrarlo en cápsulas o comprimidos en cualquier herbolario. Aunque hay muchas marcas, asegúrate de que la que compras tenga un contenido alto en aescina, el principal ingrediente activo de la semilla.

162

Ginkgo biloba

El ginkgo es muy rico en varios antioxidantes que actúan neutralizando los radicales libres que causan daños cerebrales y reforzando los capilares, lo que mejora el flujo de sangre al cerebro.

Las hojas de este árbol son excelentes para el tratamiento de la insuficiencia cerebral y la pérdida de memoria que aparecen junto a la enfermedad de Alzheimer o la demencia senil. También es útil para los trastornos temporales de memoria, déficit de atención, dificultad de concentración e incluso algunos trastornos de visión.

163
CARDO MARIANO

Las hojas de esta planta se han venido usando como protector hepático desde la época del Imperio romano. Los estudios más recientes han demostrado que la silimarina, un componente del cardo mariano, tiene una capacidad especial para prevenir y curar las enfermedades hepáticas porque protege al hígado del impacto de las toxinas y ayuda a regenerar los tejidos hepáticos. También ayuda a prevenir el cáncer y los tumores, además de ser útil para el tratamiento de la cirrosis.

164

PLÁTANOS

El plátano es muy rico en potasio, por lo que resulta útil para el tratamiento de calambres musculares y para recuperar fuerzas después de un ejercicio prolongado. Es ligeramente antibacteriano, por lo que previene la formación de úlceras y ayuda a bajar la tensión arterial. Al ser un alimento alcalino, previene la acidosis, y alivia los dolores de gota y el reumatismo. También contiene fósforo, magnesio, betacaroteno y antioxidantes que actúan en la piel.

165

MELOCOTONES

Los melocotones son ricos en vitamina C y A, sodio, potasio, calcio y fibra. Previene la osteoporosis, algunos tipos de cáncer, ciertas enfermedades del corazón, baja la tensión arterial y favorece la actividad neuronal. Al ser muy ricos en fibra, son excelentes para tratar el estreñimiento, y para limpiar los riñones y la vejiga. Refuerza el sistema inmunológico y previene la formación de herpes.

Contiene fitonutrientes, caratenoides y antioxidantes que ayudan a prevenir las enfermedades asociadas con la vejez.

166

AGUACATES

Esta fruta es muy rica en vitamina E y en ácidos grasos monosaturados que ayudan a mantener el corazón en forma. Contiene potasio, ácido fólico, vitamina B6, hierro, cobre, magnesio y fibra. Comerlo de forma regular en las ensaladas o en guacamole ayuda a mejorar la salud de la piel.

El aceite de aguacate suaviza e hidrata la piel y es eficaz para el tratamiento de las quemaduras solares y de las manchas de la piel ocasionadas por la edad. Puedes elaborar una mascarilla casera para hidratar la piel del rostro, mezclando una cucharilla de aceite de oliva con un aguacate triturado. Déjala que actúe sobre la piel durante quince minutos, antes de retirarla con agua tibia.

167

Rhodiola Rosea para el estrés

Actualmente esta planta originaria de las zonas árticas de Siberia está considerada como el mejor adaptógeno natural para lidiar con la ansiedad y el estrés. Durante siglos se ha usado en el este de Europa y en algunas zonas de Asia para fomentar la longevidad, aumentar la resistencia, tratar el mal de altura, la depresión, la fatiga, los problemas de origen nervioso y la anemia.

Sus propiedades para normalizar las hormonas del estrés, la hacen muy efectiva para combatir la ansiedad. Estudios más recientes han demostrado que estimula los neurotransmisores y la capacidad del cerebro para procesar la serotonina. En estos estudios se ha observado que también ayuda a crear claridad mental, mejora el estado de animo y la tolerancia al estrés y además aumenta el nivel de energía en general.

ÍNDICE